メディカル・ホームワーク

進級までにやっておきたい！

解剖生理学 まとめドリル

— 人体の基本を総チェック — 第2版

30日間 速習

CONTENTS

1日目 細胞の構造と機能
2日目 骨の構造と機能
3日目 全身のおもな骨①（頭部・体幹・上肢の骨格）
4日目 全身のおもな骨②（下肢の骨格・関節）
5日目 筋の構造と機能
6日目 おもな骨格筋
7日目 神経細胞のしくみと情報の伝達
8日目 脳と脊髄
9日目 大脳の構造と機能
10日目 末梢神経の機能
11日目 感覚器① 体性感覚と内臓感覚
12日目 感覚器② 特殊感覚
13日目 内分泌系① 下垂体・甲状腺・副甲状腺
14日目 内分泌系② 膵臓・副腎・性腺
15日目 体液の成分と機能
16日目 身体の恒常性
17日目 体液循環
18日目 体液の異常と酸塩基平衡
19日目 血管の構造とおもな動脈・静脈
20日目 心臓の構造と機能
21日目 リンパ系
22日目 免疫のしくみ
23日目 呼吸器の構造と機能
24日目 呼吸のメカニズム
25日目 消化管の構造と機能① 口～胃
26日目 消化管の構造と機能② 小腸・大腸
27日目 肝臓・胆嚢・膵臓の構造と機能
28日目 泌尿器の構造と機能
29日目 生殖器のしくみと受精・胎児の成長
30日目 成長と老化
別冊 解答と解説

本書のポイント

- テスト感覚で臨める解剖生理学のまとめノート
- 進級前の知識確認に最適のワークブック
- 自分でまとめ、書いて覚えるから知識が身につく
- 丸暗記ではない理解力を求める問題を多数収載！

細胞の構造と機能

学習日　　月　　日

点／100点

1 細胞についての文章を読み、つぎの設問に答えなさい。

動物の細胞は、［ ① ］により外部と遮断された構造体で、その内部にはタンパク質や電解質、糖質、脂質などを含んだ溶液と、通常1個の［ ② ］、そしてさまざまな細胞小器官が存在している。細胞は生命の基本となる［ ③ ］の単位であり、集まって［ ④ ］を形成し、さらにそれらが集まって［ ⑤ ］を形づくっている。

（1）空欄①～⑤にあてはまる語句を書きなさい。　［各3点・合計15点］

①		②		③		④		⑤	

（2）下線部の溶液を何というか。　［3点］

（3）つぎのはたらきを有する細胞小器官を選択肢**ア**～**ケ**より選び、記号を書きなさい。※重複不可　［各2点・合計10点］

①細胞内で合成されたタンパク質に糖を加えて細胞外へ送り出す。　（　　　）

②細胞内に取り込まれた酸素から細胞に必要なエネルギーをつくりだす。　（　　　）

③核内の遺伝情報をもとにタンパク質を合成する。　（　　　）

④細胞分裂の際に紡錘体を形成する。　（　　　）

⑤細胞内の不要物を分解・処理する。　（　　　）

選択肢	**ア**. ミトコンドリア　**イ**. RNA　**ウ**. 核小体　**エ**. 滑面小胞体　**オ**. 粗面小胞体 **カ**. ゴルジ体　**キ**. リソソーム　**ク**. リボソーム　**ケ**. 中心体

2 遺伝についての文章を読み、つぎの設問に答えなさい。

細胞分裂の際、まず核内で転写や翻訳という現象が起こる。そして、［ ① ］とそれに巻き付いている［ ② ］というタンパク質が凝集し、太いひも状の構造体である［ ③ ］となる。［ ③ ］は紡錘糸により細胞の両極へ引っ張られ、その後、［ ④ ］の分裂が起こり、2個の細胞となる。

（1）空欄①～④にあてはまる語句を書きなさい。　［各3点・合計12点］

①		②		③		④	

（2）通常みられる細胞分裂で、③の物質が関与する細胞分裂形式を何というか。 [4点]

（3）転写とは何か簡潔に説明しなさい。 [10点]

（4）翻訳とは何か簡潔に説明しなさい。 [10点]

3 つぎの問題を読み、正しいものを選択肢より選び、記号を書きなさい。 [各3点・合計21点]

（1）胃の粘膜を構成するのはどれか。

ア．線毛上皮　イ．扁平上皮　ウ．円柱上皮　エ．移行上皮　（　　）

（2）膀胱や尿管の内腔を構成するのはどれか。

ア．線毛上皮　イ．扁平上皮　ウ．円柱上皮　エ．移行上皮　（　　）

（3）食道の粘膜を構成するのはどれか。

ア．単層扁平上皮　イ．重層扁平上皮　ウ．単層円柱上皮　エ．単層立方上皮　（　　）

（4）線毛上皮からなるのはどれか。

ア．甲状腺の上皮　イ．卵管の内腔　ウ．食道の粘膜　エ．肺胞の内壁　（　　）

（5）単層扁平上皮からなるのはどれか。

ア．小腸の内壁　イ．卵管の内腔　ウ．食道の粘膜　エ．肺胞の内壁　（　　）

（6）膠様組織がみられるのはどれか。

ア．リンパ節　イ．臍帯　ウ．脾臓　エ．骨髄　（　　）

（7）弾性軟骨により構成されるのはどれか。

ア．耳介　イ．椎間板　ウ．恥骨結合　エ．関節半月　（　　）

4 つぎの説明を読み、正しいものには○、誤っているものには×を書きなさい。 [各3点・合計15点]

（1）ヒトはおよそ2000億個もの細胞の集合体である。 （　　）

（2）核をもつ細胞を原核細胞という。 （　　）

（3）細胞は器官によって異なる遺伝情報をもつ。 （　　）

（4）動物と植物のDNAは同じ塩基をもつ。 （　　）

（5）RNAは2本のポリヌクレオチド鎖である。 （　　）

解剖生理学 まとめドリル

2日目

骨の構造と機能

学習日　　月　　日

点 ／100点

1 骨の構造についての文章を読み、つぎの設問に答えなさい。

人体は、さまざまな形状をした、大小およそ［　①　］個の骨からなる。骨は大きく分けて、表層である［　②　］とその内部である［　③　］からなる。［　③　］は小さな空洞をもつスポンジ状の構造で、その内部は［　④　］で満たされている。骨の表面は骨に栄養を供給したり、成長や再生に機能する［　⑤　］とよばれる結合組織に覆われている。そして［　②　］にはフォルクマン管と［　⑥　］という管が走行している。

（1）空欄①～⑥にあてはまる語句を選択肢**ア～セ**より選び、記号を書きなさい。※重複不可

［各3点・合計18点］

選択肢	
	ア．50　**イ**．100　**ウ**．200　**エ**．1000　**オ**．骨膜　**カ**．骨髄 **キ**．骨幹　**ク**．骨端　**ケ**．緻密質　**コ**．海綿質　**サ**．髄腔 **シ**．ボタロー管　**ス**．ハバース管　**セ**．アランチウス管

①		②		③		④		⑤		⑥	

（2）④のおもなはたらきは何か説明しなさい。［5点］

（3）③は小さな空洞をもつ。これは骨自体の重さを軽くするほかに役割がある。それは何か説明しなさい。

［5点］

（4）フォルクマン管や⑥のもつ役割は何か説明しなさい。［5点］

2 つぎの説明を読み、正しいものには○、誤っているものには×を書きなさい。［各3点・合計15点］

（1）骨膜は、血管や神経に富む。（　　）

（2）脂肪化した骨髄は黄色を呈する。（　　）

（3）骨の多くは付加骨である。（　　）

（4）体内のリンの多くは骨に貯蔵されている。（　　）

（5）骨は血中カルシウム値の調節に関わる。（　　）

3 つぎの文章を読み、設問に答えなさい。

骨は、骨の表面に存在する［ ① ］細胞が骨の材料となる膠原線維をつくり、自身も骨細胞となることで成長する。このように新しい骨が形成されることを骨形成という。同時に骨吸収という現象が均衡して機能することにより、骨の正常な新陳代謝が行われているのである。

（1）空欄①にあてはまる語句を書きなさい。 [4点]

（2）骨吸収とは何か説明しなさい。 [10点]

（3）骨吸収に関わる副甲状腺（上皮小体）ホルモンを何というか。 [3点]

（4）(3) のホルモンと拮抗するホルモンを何というか。 [3点]

4 骨粗鬆症(こつそしょうしょう)について、つぎの設問に答えなさい。

（1）骨粗鬆症とはどのようにして起こるか簡潔に説明しなさい。 [10点]

（2）閉経後の女性に骨粗鬆症が起こりやすいのはなぜか簡潔に説明しなさい。 [10点]

（3）骨粗鬆症の予防に有効な方法を３つ挙げなさい。 [1つにつき4点・合計12点]

①

②

③

解剖生理学まとめドリル

3日目 全身のおもな骨①（頭部・体幹・上肢の骨格）

学習日　月　日

点 ／100点

1 頭蓋骨についての文章を読み、つぎの設問に答えなさい。

頭蓋骨は、［ ① ］種類、［ ② ］個の骨が集まり形成される骨格で、脳を覆い保護している。頭頂部を形成する左右の頭頂骨同士の結合は［ ③ ］縫合、頭頂骨と前頭骨の結合は［ ④ ］縫合とよばれる。

頭蓋骨のうち、顔面を形成する骨組みを顔面頭蓋といい、上顎を形成する上顎骨もその一つである。上顎骨には空洞があり、これを［ ⑤ ］とよぶ。

（1）空欄①～⑤にあてはまる語句を選択肢**ア～シ**より選び、記号を書きなさい。※重複不可

［各2点・合計10点］

選択肢	
	ア. 7　**イ**. 12　**ウ**. 15　**エ**. 20　**オ**. 23　**カ**. 矢状　**キ**. 鱗状
	ク. ラムダ　**ケ**. 冠状　**コ**. 鼻孔　**サ**. 鼻腔　**シ**. 副鼻腔

①		②		③		④		⑤	

（2）上顎骨のほかに⑤をもつ骨を3つ書きなさい。　［1つにつき3点・合計9点］

①　②　③

（3）新生児では、頭頂骨と前頭骨の間に大きなすき間がみられる。このすき間を何と呼ぶか。　［3点］

2 脊柱についての文章を読み、空欄①～⑩にあてはまる語句や数字を書きなさい。　［各3点・合計30点］

いわゆる背骨とよばれるものが脊柱であり、32～34個の［ ① ］が集まって形成されている。そのうち頸椎は［ ② ］個、胸椎は［ ③ ］個、腰椎は［ ④ ］個の［ ① ］からなり、その下には［ ⑤ ］、［ ⑥ ］が続く。［ ① ］の基本構造には、後方に1本伸びる［ ⑦ ］突起と、斜め後方に伸びる一対の［ ⑧ ］突起があり、中央部分には［ ⑨ ］とよばれるあながみられる。［ ⑨ ］は連なって脊柱管をなすが、その内部に［ ⑩ ］を収め、保護している。

①		②		③		④		⑤	
⑥		⑦		⑧		⑨		⑩	

3 つぎの設問に答えなさい。

（1）図に示された①～⑧の骨の名称を書きなさい。 ［各3点・合計24点］

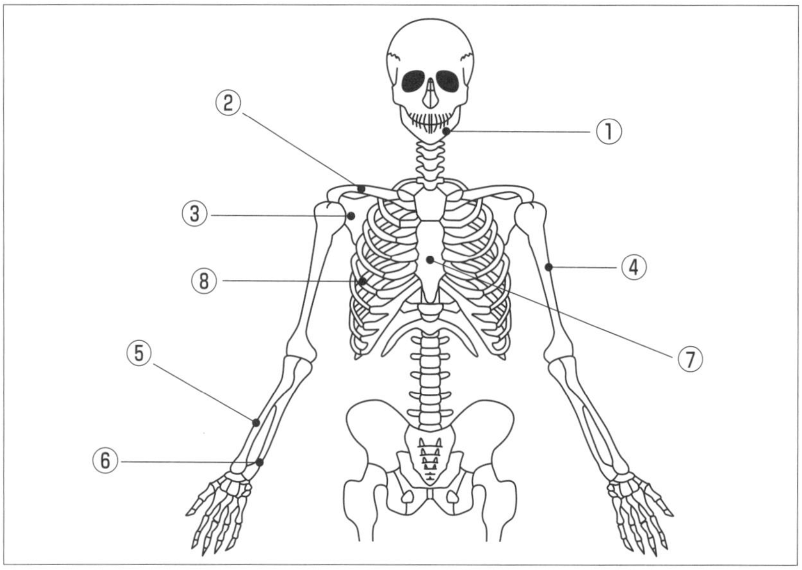

①	
②	
③	
④	
⑤	
⑥	
⑦	
⑧	

（2）⑦と⑧の骨は、胸椎とともに骨組みを構成する。その骨組みを何というか。 ［4点］

（3）⑧のうち、直接⑦と連結する7本を何とよぶか。 ［4点］

4 つぎの説明を読み、正しいものには○、誤っているものには×を書きなさい。 ［各2点・合計16点］

（1）嗅神経は鼻骨の内部を通行する。 （　　）

（2）上顎骨と側頭骨は顎関節を構成する。 （　　）

（3）第2頸椎は軸椎ともよばれる。 （　　）

（4）胸椎には最も大きな椎体がある。 （　　）

（5）脊柱は、頸部と腰部で後彎、胸部で前彎している。 （　　）

（6）烏口突起は肩甲骨にある突起である。 （　　）

（7）胸骨は、胸骨体と剣状突起の2部からなる。 （　　）

（8）手根骨は8個の骨からなる。 （　　）

全身のおもな骨②（下肢の骨格・関節）

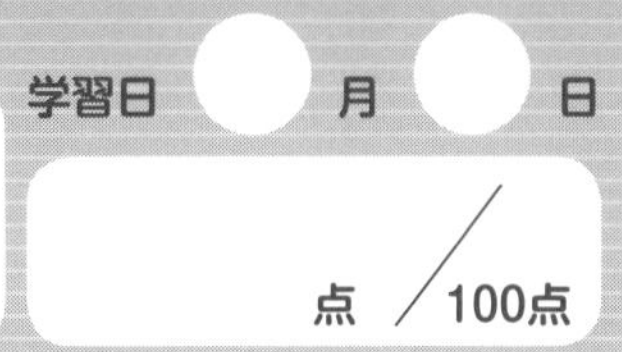

1 つぎの設問に答えなさい。

（1）図に示された①〜⑥の骨の名称を書きなさい。 ［各3点・合計18点］

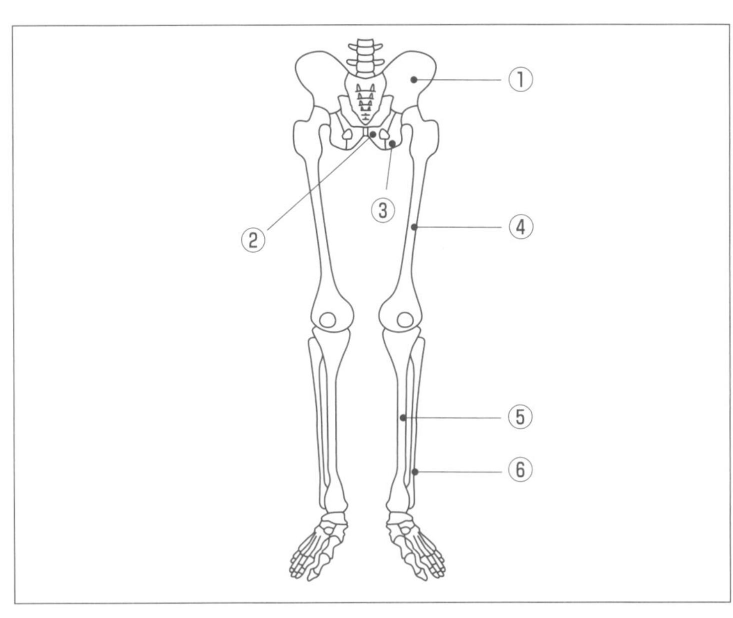

①	
②	
③	
④	
⑤	
⑥	

（2）①②③の骨が結合して構成する骨を何というか。 ［3点］

（3）（2）の骨はさらに仙骨、尾骨と組み合わさり骨組みを構成する。その骨組みを何というか。 ［3点］

（4）（3）の骨組みは、男女間で形状の差が大きい。その差を理由も含めて述べなさい。 ［4点］

2 下肢の骨格についての文章を読み、空欄①〜⑧にあてはまる語句を書きなさい。 ［各2点・合計16点］

下肢の骨格は、大きく下肢［　①　］と［　②　］下肢で構成され、下肢［　①　］は寛骨を表す。寛骨にあるくぼみには［　③　］骨の上端が収まり、［　④　］関節を構成している。一方［　③　］骨の下端は、［　⑤　］骨との間で［　⑥　］関節を構成する。さらに［　⑤　］骨の下端は、［　⑦　］骨との間で［　⑧　］関節を構成している。

①		②		③		④	
⑤		⑥		⑦		⑧	

3 関節についての文章を読み、つぎの設問に答えなさい。

骨同士は連結し、関節を構成するが、そのうち骨同士の運動が可能な関節を［ ① ］結合（狭義の関節）、骨同士が強く結合し、全く、あるいはほぼ動かない関節を［ ② ］結合という。骨端同士で構成される［ ① ］結合＝いわゆる関節は、全体が関節［ ③ ］で覆われている。その内面は［ ④ ］膜からなり、そこから分泌される［ ④ ］液が関節の動きをスムースにする。関節はその形状により、さまざまに分類される。また、［ ⑤ ］や靭帯の中に小さな骨が形成されることがあるが、これを［ ⑥ ］という。人体において最大の［ ⑥ ］が［ ⑦ ］で、［ ⑧ ］筋の［ ⑤ ］の中に形成される。

（1）空欄①～⑧にあてはまる語句を書きなさい。　［各2点・合計16点］

①		②		③		④	
⑤		⑥		⑦		⑧	

（2）選択肢**ア**～**ク**の関節を形状によって分類したとき、①～⑥のどれにあてはまるか。あてはまる関節の欄に記号をすべて書きなさい。　［各2点・合計12点］

①球関節（　　）　②蝶番関節（　　）　③車軸関節（　　）

④鞍関節（　　）　⑤平面関節（　　）　⑥楕円関節（　　）

選択肢	**ア**．椎間関節　**イ**．肘関節　**ウ**．橈骨手根関節　**エ**．股関節　**オ**．膝関節 **カ**．肩関節　**キ**．母指手根中手関節　**ク**．橈尺関節

（3）⑥の骨はどのようなはたらきをもつか。　［8点］

（4）靭帯の役割を書きなさい。　［8点］

4 つぎの説明を読み、正しいものには○、誤っているものには×を書きなさい。　［各2点・合計12点］

（1）足根骨は12個の骨からなる。（　　）

（2）大転子は大腿骨の上端外側にある突起である。（　　）

（3）肘関節の良肢位は屈曲位90度である。（　　）

（4）膝関節の良肢位は0度である。（　　）

（5）各関節の基本肢位はすべて0度である。（　　）

（6）背屈とは、つま先を上げる運動をいう。（　　）

学習日　　月　　日

点 ／100点

筋の構造と機能

1 筋についての文章を読み、空欄①～⑩にあてあまる語句を書きなさい。　［各2点・合計20点］

筋は心臓壁を形成する［①］、心臓以外の内臓や血管などを形成する内臓筋、そして骨に付着する骨格筋の3つに大きく分けられる。このうち、［①］と内臓筋は、自分の意思で動かすことができないため［②］、自分の意思で制御できる骨格筋は［③］とよばれる。また、［①］と骨格筋には顕微鏡で見ると細かい縞模様が確認できるため［④］とよばれ、一方、表面に縞模様がなく、滑らかな内臓筋は［⑤］とよばれる。

骨格筋は骨に付着し、人体の運動を担う筋である。骨格筋において、身体の中心に近く、動かした時にその支点となって動きがあまり大きくない方を［⑥］、反対に身体の中心から遠く、動かした時にその作用点となる方を［⑦］、中央部分を筋腹という。

［⑥］と［⑦］の部分は［⑧］という結合組織となり骨に付着する。このうち［⑥］が付着する部分を［⑨］、［⑦］が付着する部分を［⑩］とよぶ。

①		②		③		④		⑤	
⑥		⑦		⑧		⑨		⑩	

2 骨格筋の収縮についての文章を読み、つぎの設問に答えなさい。

筋が収縮する際には、［①］という物質が［②］と1個の［③］に加水分解され、その時に発生する化学エネルギーが運動エネルギーに変換される。

筋細胞には、［④］と［⑤］というタンパク質が存在し、それぞれ集まって結合し、［⑥］という線維構造を形成する。

神経細胞から伝わる電気信号により、神経筋接合部では［⑦］が神経伝達物質となり筋線維を刺激する。筋線維が刺激されると活動電位が生じ、筋線維に存在する筋小胞体から［⑧］が放出される。これが［④］と［⑤］を活性化することで［④］線維に［⑤］線維が滑り込むという現象が発生し、筋が収縮する。この滑り込み現象には、［①］が加水分解される際に発生するエネルギーが必要となるのである。

（1）空欄①～⑧にあてはまる語句を選択肢**ア**～**シ**より選び、記号を書きなさい。※重複不可

［各3点・合計24点］

選択肢	
	ア．グリコーゲン　**イ**．ADP　**ウ**．ATP　**エ**．アセチルコリン　**オ**．リン酸 **カ**．フィラメント　**キ**．酸素　**ク**．アクチン　**ケ**．ミオシン　**コ**．カルシウムイオン **サ**．ミトコンドリア　**シ**．ミオグロビン

①		②		③		④		⑤		⑥		⑦		⑧	

（2）死後、①の物質がなくなることで筋が収縮できなくなる変化を何というか。 [3点]

（3）筋細胞内にある物質の濃度が増えると筋が疲労する。その物質とは何か。 [3点]

3 つぎの用語について簡潔に説明しなさい。 [各5点・合計30点]

（1）**拮抗筋** [ ]

（2）**括約筋** [ ]

（3）**終板** [ ]

（4）**筋紡錘** [ ]

（5）**単収縮** [ ]

（6）**等尺性収縮** [ ]

4 つぎの説明を読み、正しいものには○、誤っているものには×を書きなさい。 [各2点・合計20点]

（1）全身にはおよそ200個もの骨格筋がある。 （ ）

（2）遅筋はミオグロビンを多く含む。 （ ）

（3）遅筋は白筋ともよばれる。 （ ）

（4）赤筋は持続的な運動に適する。 （ ）

（5）四肢の筋には赤筋線維が多い。 （ ）

（6）背筋力の測定は、等張性収縮の力を反映している。 （ ）

（7）骨格筋の収縮力は関節が伸展した状態で最大となる。 （ ）

（8）骨格筋は副交感神経の指令を受けて収縮する。 （ ）

（9）ATP分解酵素は、ミオシンに存在する。 （ ）

（10）筋収縮の結果、グリコーゲンが蓄積される。 （ ）

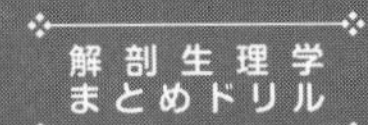

6日目

おもな骨格筋

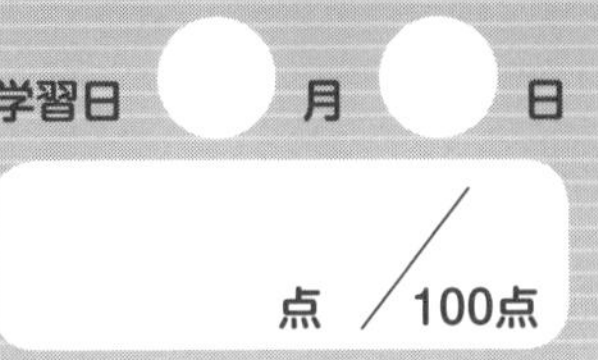

学習日　月　日

点 ／100点

1 頭部・頸部の筋について、つぎの設問に答えなさい。

（1）咀嚼（そしゃく）筋とよばれる筋を4つ書きなさい。 ［1つにつき2点・合計8点］

①　②

③　④

（2）表情筋とよばれる筋を4つ挙げなさい。 ［1つにつき2点・合計8点］

①　②

③　④

（3）胸鎖乳突筋について、空欄を埋めなさい。 ［10点］

起始［　　］**骨と**［　　］**骨**

停止［　　］**骨**

はたらき［　　］

2 上肢の筋・体幹の筋についての文章を読み、つぎの設問に答えなさい。

［①］は肩を覆うように走行する上肢帯の筋で、上腕を外転させるはたらきをもつ。上腕には、屈筋群である［②］があり、肘関節を［③］させ、いわゆる力こぶをつくる。［②］に拮抗するはたらきをもつのが上腕の伸筋群である［④］である。

胸部には前面を覆う大胸筋や肋間筋、前鋸筋などがあり、背部には［ア］や広背筋があり、広く背中を覆う。また胸腔と腹腔の境界にも膜状の筋である［イ］が存在する。

（1）空欄①〜④にあてはまる語句を書きなさい。 ［各2点・合計8点］

①		②		③		④	

（2）大胸筋のおもなはたらきを書きなさい。 ［5点］

（3）肋間筋のおもなはたらきを書きなさい。 ［5点］

（4）肩から背部を覆う大きな筋で、三角形をした左右1対の**ア**の筋を何というか。 ［3点］

（5）胸腔と腹腔の境界にある**イ**の筋を何というか。 ［3点］

3 下肢の筋についての文章を読み、つぎの設問に答えなさい。

［　①　］は下肢帯の筋で、大腿を前方に挙げる（股関節を屈曲させる）はたらきをもち、［　②　］がこれに拮抗する。大腿部には膝関節の［　③　］や外旋を行う大腿二頭筋や、大腿の前面から側面を覆い、膝関節の［　④　］にはたらく［　⑤　］がある。下腿には［　⑥　］と腓腹筋からなる［　⑦　］があり、足関節を底屈させるはたらきをもつ。［　⑧　］は［　⑦　］に拮抗するはたらきをもち、そのため障害されるとつま先を引きずるような歩き方となる。

（1）空欄①～⑧にあてはまる語句を選択肢**ア**～**シ**より選び、記号を書きなさい。※重複不可

［各3点・合計24点］

選択肢	
	ア．大殿筋　**イ**．中殿筋　**ウ**．縫工筋　**エ**．腸腰筋　**オ**．ヒラメ筋 **カ**．長腓骨筋　**キ**．短腓骨筋　**ク**．前脛骨筋　**ケ**．大腿四頭筋　**コ**．下腿三頭筋 **サ**．屈曲　**シ**．伸展

①		②		③		④	
⑤		⑥		⑦		⑧	

（2）腓腹筋と⑥の筋尾が合して構成される腱の名称を書きなさい。　［4点］

（3）⑤の筋の停止部を医療用ハンマーで軽く叩くと反射的に下腿が跳ね上がる。この反射を何というか。

［4点］

（4）腸骨に起始部、大腿骨の大転子に停止部をもち、筋肉内注射でよく用いられる筋を選択肢**ア**～**コ**より選び、その記号を書きなさい。　［4点］

4 つぎの説明を読み、正しいものには○、誤っているものには×を書きなさい。　［各2点・合計14点］

（1）表情筋は顔面の皮膚に停止する。　（　　　）

（2）外肋間筋・内肋間筋とも左右12対である。　（　　　）

（3）広頸(こうけい)筋は口角を下に引き下げるはたらきをもつ。　（　　　）

（4）広背(こうはい)筋は上腕の内転に関与する。　（　　　）

（5）縫工(ほうこう)筋は腹部の筋である。　（　　　）

（6）回内筋と回外筋は前腕の筋である。　（　　　）

（7）手指の筋はすべて橈骨神経の支配を受ける。　（　　　）

神経細胞のしくみと情報の伝達

学習日　月　日

点 ／100点

1 神経細胞のしくみについての文章を読み、つぎの設問に答えなさい。

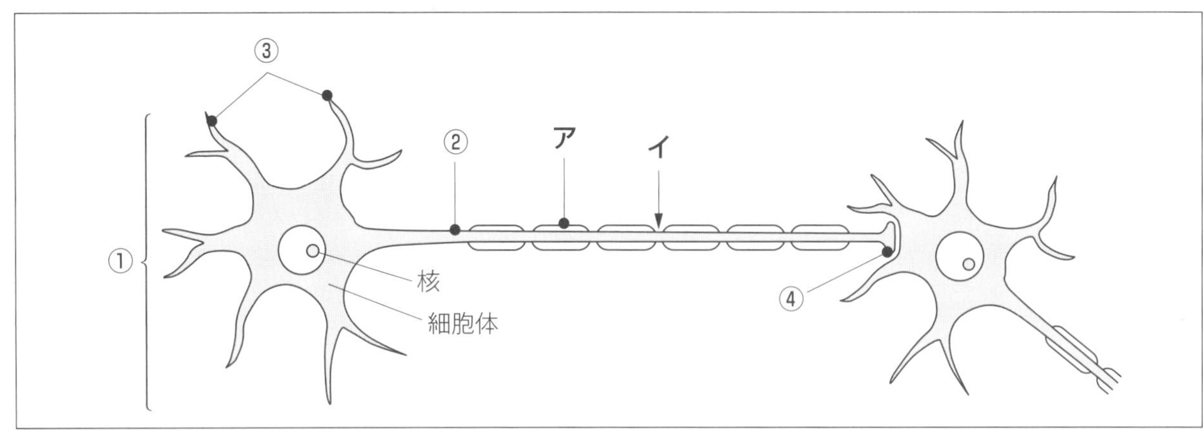

神経細胞は神経組織をなす細胞のひとつで、情報の伝達や処理、蓄積を行う。神経細胞は［①］ともよばれ、核を含む細胞体と、1本の長い突起である［②］、複数の［③］からなる。［②］の末端は枝分れして他の細胞へつくが、［②］の先端が他の神経細胞と接続する部分を［④］という。直接的な接続はなく、わずかなすき間が空いており、これを［④］間隙とよぶ。

（1）空欄①～④にあてはまる語句を書きなさい。　［各3点・合計12点］

①		②		③		④	

（2）②の突起を覆う図中**ア**の構造を何というか。　［6点］

（3）図中**ア**の構造をもつ神経線維を何というか。　［6点］

（4）図中**ア**の構造同士の間には、図中**イ**のように規則的にすき間がある。このすき間を何というか。　［6点］

（5）図中**ア**や図中**イ**の構造はどのようなはたらきをもつか答えなさい。　［6点］

（6）情報を伝達するために④の部分ではどのような現象が起こるか述べなさい。　［6点］

2 神経膠細胞についての文章を読み、つぎの設問に答えなさい。

神経細胞とともに神経組織を形成する細胞が神経膠(こう)細胞で、［　①　］細胞ともよばれる。［　①　］細胞は中枢神経の支持細胞としてはたらき、星状膠細胞や稀突起膠細胞、上衣細胞、小膠細胞などがある。

（1）①の空欄にあてはまる語句を書きなさい。 ［4点］

（2）星状膠細胞のおもなはたらきを述べなさい。 ［6点］

（3）稀突起膠細胞のおもなはたらきを述べなさい。 ［6点］

3 神経細胞と刺激についての文章を読み、空欄①〜⑥にあてはまる語句を書きなさい。 ［各3点・合計18点］

安静時、神経細胞のカリウムイオン濃度は細胞［　①　］で高く細胞［　②　］で低い。反対にナトリウムイオン濃度は細胞［　②　］で高く、細胞［　①　］で低い。このイオンの濃度差により細胞外がプラス、細胞内がマイナスとなり、細胞膜の内外で電位差が生じる。この電位差を［　③　］という。神経細胞の細胞膜に刺激が与えられると、［　④　］とよばれる孔が開き、カリウムとナトリウムの移動が生じ、イオン濃度が反対になる（脱分極）。この現象が電気信号を発生させるのである。

神経細胞を興奮させることのできる最小限の刺激の強さを［　⑤　］という。すなわち［　⑤　］以下の強さの刺激では細胞は興奮せず、刺激として捉えることができない。一方、強い刺激を与えたとしても、反応の大きさは変わらない。これを［　⑥　］の法則という。

①		②		③	
④		⑤		⑥	

4 つぎの説明を読み、正しいものには○、誤っているものには×を書きなさい。 ［各3点・合計24点］

（1）神経細胞を伝わる興奮は必ず一方向に流れる。 （　　）

（2）一度形成された神経細胞同士の回路は変化しない。 （　　）

（3）ドパミン（ドーパミン）はカテコールアミンである。 （　　）

（4）アセチルコリンは筋の収縮に関わる神経伝達物質である。 （　　）

（5）ノルアドレナリンは副交感神経の神経伝達物質である。 （　　）

（6）GABAは興奮性の神経伝達物質である。 （　　）

（7）グルタミン酸は抑制性の神経伝達物質である。 （　　）

（8）ドパミン（ドーパミン）の過剰分泌はパーキンソン病の原因となる。 （　　）

脳と脊髄

学習日　　月　　日

点／100点

1 脳と脊髄についての文章を読み、つぎの設問に答えなさい。

脳と脊髄は、髄膜とよばれる3層の膜と、それぞれを覆う骨組みにより保護されている。また髄膜の内部は脳脊髄液という液体で満たされ、脳と脊髄は脳脊髄液に浮いたような状態にあることで外部の衝撃から守られている。脳脊髄液は脳室にある［①］という部分から1日に約［②］ml分泌される。分泌された脳脊髄液は、側脳室から［③］を通り第三脳室、第四脳室を流れ、その下にある左右の［④］（外側孔）や正中孔から出て脳と脊髄全体を満たした後、大部分は［⑤］に吸収される。

（1）空欄①～⑤にあてはまる語句を選択肢**ア**～**ソ**より選び、記号を書きなさい。※重複不可

［各3点・合計15点］

選択肢					
ア. 100	**イ**. 200	**ウ**. 400	**エ**. 800	**オ**. 1500	**カ**. 中脳
キ. 小脳	**ク**. 脈絡叢	**ケ**. モンロー孔	**コ**. マジャンディ孔		
サ. ルシュカ孔	**シ**. 静脈	**ス**. 動脈	**セ**. リンパ管	**ソ**. 消化管	

①		②		③		④		⑤	

（2）髄膜を外側から①②③の順に書きなさい。　［1つにつき2点・合計6点］

①　　　②　　　③

（3）脳と脊髄を覆う骨組みをそれぞれ書きなさい。　［1つにつき2点・合計4点］

脳［　　　］　脊髄［　　　］

2 脳についての文章を読み、つぎの設問に答えなさい。

脳は大きく大脳、間脳、［①］、橋、［②］、小脳に分けられる。［①］・橋・［②］は、合わせて［③］とよばれている。間脳は大脳の深部に位置し、視床や視床上部、視床下部などからなる。視床上部にある［④］という内分泌器官からはメラトニンというホルモンが分泌され、［⑤］時間周期の体内リズム＝［⑥］リズムを調節する。

［①］は姿勢の維持や歩行などの協調運動、視覚に関与し、［②］は心臓の機能や呼吸の調節などを行う、生命維持に深くかかわる部位である。［②］には［⑦］とよばれる隆起した部分があり、その中を大脳から脊髄に向かう運動神経の伝導路が通る。小脳は大脳の下後部に位置する部位で、左右の半球とその半球に挟まれるように隆起した［⑧］からなる。小脳は緻密な随意運動の制御や姿勢反射の調節、平衡感覚などを制御するはたらきをもつ。

（1）空欄①～⑧にあてはまる語句や数字を書きなさい。　［各3点・合計24点］

①		②		③		④	
⑤		⑥		⑦		⑧	

（2）視床下部と密接な関連をもつ内分泌系の中心的な器官を何というか。 [3点]

（3）つぎのうち、視床下部が中枢として関与しないのはどれか。その記号を書きなさい。 [3点]

ア. 体温調節　**イ**. 摂食・飲水　**ウ**. 嚥下・嘔吐　**エ**. 睡眠　（　　）

3 **脊髄についての文章を読み、つぎの設問に答えなさい。**

脳から続き、第［①］腰椎付近まで伸びる長さ［②］cmほど（成人の場合）の中枢神経が脊髄である。末梢神経からの情報を脳へ、また脳からの情報を末梢神経へと伝達する役割や、脊髄反射などの機能をもつ。直径は平均して1cmほどであるが、頸部と腰部では他の部分より太くなっており、それぞれ頸膨大、腰膨大とよばれる。脊髄の断面は蝶が羽を拡げたようなH型をしており、脳とは反対に表層が［③］、その内層が［④］である。またその腹側の突出部を［⑤］、背側の突出部を［⑥］という。脊髄神経の神経根は、脊髄に接続する直前で前根と後根に分かれるが、前根には遠心性の［⑦］神経線維が集まり、後根には求心性の［⑧］神経線維が集まる。前根は［⑤］に接続して脳から筋へ運動性の指令を伝達し、後根は脊髄の［⑥］に接続して感覚器からの知覚性の情報を脳へと伝達する。

（1）空欄①～⑧にあてはまる語句を選択肢**ア**～**シ**より選び、記号を書きなさい。※重複不可

[各3点・合計24点]

選択肢							
	ア. 1～2	**イ**. 4～5	**ウ**. 6～7	**エ**. 20～30	**オ**. 40～50		
	カ. 70～80	**キ**. 灰白質	**ク**. 白質	**ケ**. 前角	**コ**. 後角	**サ**. 感覚	**シ**. 運動

①		②		③		④		⑤		⑥		⑦		⑧	

（2）脊髄はなぜ頸部と腰部において太くなっているか説明しなさい。 [7点]

（3）脊髄の前根に遠心性の神経線維、後根に求心性の神経線維が集まるという法則を何というか。

[3点]

（4）脊髄の下端から伸びる神経の束を何とよぶか。 [3点]

4 **つぎの説明を読み、正しいものには○、誤っているものには×を書きなさい。** [各2点・合計8点]

（1）脳の重さは成人でおよそ1,300gである。（　　）

（2）脳脊髄液は通常、血液と同様の色をしている。（　　）

（3）小脳の表面にはしわがない。（　　）

（4）大脳脚は中脳の一部である。（　　）

大脳の構造と機能

学習日　　月　　日

点／100点

1 大脳の構造についての文章を読み、つぎの設問に答えなさい。

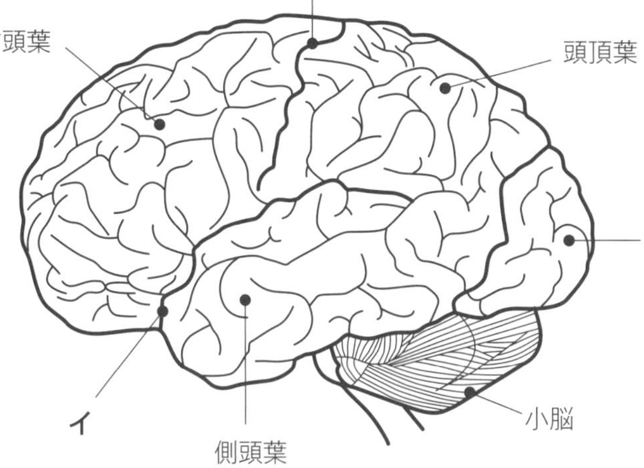

大脳の表面にあるしわを［　①　］、そのしわとしわの間の隆起部分を［　②　］という。また大脳は、［　③　］とよばれる大きな溝で左右の半球に分けられる。

大脳の表層は大脳皮質とよばれ、神経細胞の細胞体からなる［　④　］質である。その下層をなす大脳髄質は、神経細胞の神経線維からなる［　⑤　］質である。

ヒトの大脳皮質は高度な知的活動を担う［　⑥　］皮質とよばれる部分が著しく発達している。［　⑥　］皮質の内側には大脳辺縁系とよばれる下等生物にもみられる原始的な脳が存在し、嗅覚や繁殖など本能的な行動を担う。大脳辺縁系は、本能的な好き嫌いや怒り、恐怖などの感情に関与する［　⑦　］や、意欲に関わる帯状回、記憶に関わる［　⑧　］などで構成される。

大脳髄質の深部には［　⑨　］とよばれる［　④　］質からなる部分がある。［　⑨　］は被殻と淡蒼球からなる［　⑩　］核や尾状核などで構成され、運動の中枢としての役割を果たしていると考えられている。

（1）空欄①～⑩にあてはまる語句を書きなさい。　［各3点・合計30点］

①		②		③		④		⑤	
⑥		⑦		⑧		⑨		⑩	

（2）図の**ア**と**イ**に示される大きな溝をそれぞれ何というか。　［1つにつき3点・合計6点］

ア［　　　　　　　　］　**イ**［　　　　　　　　］

2 大脳皮質についての文章を読み、つぎの設問に答えなさい。

大脳皮質は、領域ごとに視覚や聴覚など、異なる機能を分担している。［ ① ］の中心前回（中心溝の前方）にあるのが運動野とよばれる運動の中枢で、この中枢の細胞から始まる錐体路を通じて骨格筋へと随意運動の命令を伝える。

［ ② ］の中心後回（中心溝の後方）には体性感覚野があり、皮膚で受ける感覚や、筋肉で受ける深部感覚を担う。

網膜で受け取った視覚情報は視神経を通り、視交叉で一部は左右が入れ替わり、他は同側の［ ③ ］にある第一次視覚野へと伝えられる。視神経が視交叉で交わり、左右の眼の画像が左右の脳へと伝わることで、立体的な画像として捉えることが可能となる。そして［ ④ ］の上部中央付近には第一次聴覚野があり、耳で受けた刺激が音として認識される。

言語に関しては、言語野とよばれる部位がその中枢を担う。［ ⑤ ］の側面にある運動性言語野は、フランスの外科医にちなみ［ **ア** ］の中枢ともよばれる。この部分が冒されて起こる言語障害を運動性失語症という。一方、［ ⑥ ］には感覚性言語野があり、こちらはドイツの精神科医にちなみ、［ **イ** ］の中枢ともよばれる。感覚性言語野が冒されて生じる言語障害を感覚性失語症という。

（1）頭頂葉・前頭葉・側頭葉・後頭葉のいずれかを①～⑥の空欄に書きなさい。※重複可

［各3点・合計18点］

①		②		③		④		⑤		⑥	

（2）空欄**ア**および**イ**にあてはまる語句を書きなさい。 ［1つにつき3点・合計6点］

ア［　　　　　　］　**イ**［　　　　　　］

（3）脳が部位（領域）によって異なる機能を担っているとする考え方を何というか。 ［5点］

（4）運動性失語症とはどのような状態か、簡潔に説明しなさい。 ［10点］

（5）感覚性失語症とはどのような状態か、簡潔に説説明しなさい。 ［10点］

3 つぎの説明を読み、正しいものには○、誤っているものには×を書きなさい。 ［各3点・合計15点］

（1）言語中枢は優位半球にある。 （　　）

（2）ブロードマンは大脳皮質を機能別に48の分野に区分した。 （　　）

（3）ブロードマンの第４野は体性感覚野である。 （　　）

（4）右半身の感覚や運動は右脳で支配される。 （　　）

（5）大脳皮質のうち、高次の機能を担う領域を連合野という。 （　　）

末梢神経の機能

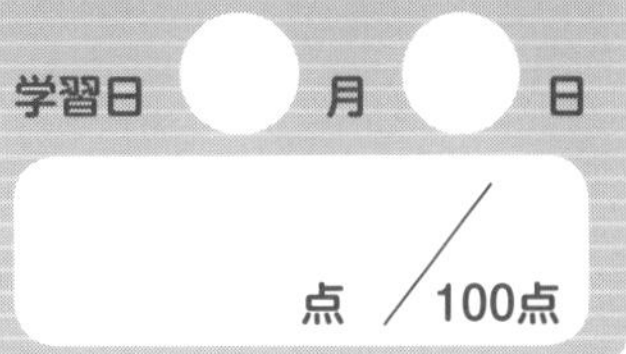

1 脳神経についての表を見て、つぎの設問に答えなさい。

Ⅰ	［①］神経	［①］細胞から始まり脳へと続く。［①］覚を伝達する。
Ⅱ	視神経	眼球の［②］膜から始まり、視覚を伝達する。
Ⅲ	［③］神経	眼球運動や瞳孔の収縮、水晶体の調節に機能する。
Ⅳ	［④］神経	眼球を外側や下方に動かす筋を支配する。
Ⅴ	［⑤］神経	脳神経中最大の神経。顔面の触覚や温・冷覚、痛覚の伝達などを行う。
Ⅵ	［⑥］神経	眼球を［⑥］させる筋を支配する。
Ⅶ	［⑦］神経	表情筋や味覚（舌の前2/3ほど）、涙腺や唾液腺の機能を支配する。
Ⅷ	内耳神経	聴覚を伝える［⑧］神経と平衡覚を伝える［⑨］神経からなる。
Ⅸ	［⑩］神経	舌の後ろ1/3ほどの味覚や知覚や唾液の分泌に関与する。
Ⅹ	［⑪］神経	咽頭部および、胸部・腹部の内臓の機能を支配する。
Ⅺ	副神経	首と肩の動きを支配する。
Ⅻ	［⑫］神経	舌の運動を支配する。

（1）空欄①～⑫にあてはまる語句を漢字で書きなさい。 ［各2点・合計24点］

①		②		③		④		⑤		⑥	
⑦		⑧		⑨		⑩		⑪		⑫	

（2）③の神経はある筋を支配し、瞳孔の収縮や水晶体の調節を担う。それぞれ支配される筋を書きなさい。 ［1つにつき3点・合計6点］

瞳孔の収縮［　　　　］ **水晶体の調節**［　　　　］

（3）脳神経中最大である⑤の神経は3つの枝に分かれる。その3枝を書きなさい。［1つにつき2点・合計6点］

［　　　　］［　　　　］［　　　　］

（4）⑪から伸びる枝で、喉頭に分布して発声に関わる神経を何というか。 ［3点］

（5）副神経が支配する筋を2つ書きなさい。 ［1つにつき3点・合計6点］

［　　　　］［　　　　］

（6）12対の脳神経のうち、障害されると咀嚼ができなくなる神経はどれか。 [3点]

2 脊髄神経についての文章を読み、つぎの設問に答えなさい。

脊髄に接続し、情報をやり取りする末梢神経が脊髄神経である。脊髄神経は［ ① ］対の頸神経、［ ② ］対の胸神経、［ ③ ］対の腰神経、［ ④ ］対の仙骨神経、［ ⑤ ］対の尾骨神経の合計［ ⑥ ］対からなる。

脊髄神経は、脊柱を出ると腹側や身体側面、体肢に分布する［ ⑦ ］と、背側に分布する［ ⑧ ］に分かれる。［ ⑦ ］と［ ⑧ ］では［ ⑨ ］の方が太い。また［ ⑦ ］は、［ ⑩ ］を除き、数本が合わさって神経叢を形成している。

（1）空欄①～⑩にあてはまる語句や数字を書きなさい。 [各2点・合計20点]

①		②		③		④		⑤	
⑥		⑦		⑧		⑨		⑩	

（2）腕神経叢に含まれ、異常が起こると猿手となる神経は何か。 [4点]

（3）腕神経叢に含まれ、異常が起こると下垂手となる神経は何か。 [4点]

（4）人体において最大の末梢神経とは何か。 [4点]

3 つぎの説明を読み、正しいものには○、誤っているものには×を書きなさい。 [各2点・合計20点]

（1）自律神経は体性神経ともよばれる。 （　　）

（2）緊張時や闘争時にはたらくのが副交感神経である。 （　　）

（3）副交感神経の興奮は発汗を促す。 （　　）

（4）交感神経の興奮は散瞳を引き起こす。 （　　）

（5）副交感神経がはたらくと血圧は低下する。 （　　）

（6）副交感神経の興奮は尿道括約筋を収縮させる。 （　　）

（7）交感神経の緊張状態では末梢の血管が拡張する。 （　　）

（8）交感神経がはたらくと気管支は拡張する。 （　　）

（9）副交感神経優位のときには唾液の分泌は減少する。 （　　）

（10）立毛筋は交感神経の興奮により収縮する。 （　　）

感覚器①
体性感覚と内臓感覚

学習日　　月　　日

点 ／100点

1 **体性感覚と内臓感覚についての文章を読み、つぎの設問に答えなさい。**

感覚は大きく体性感覚と内臓感覚、そして特殊感覚に分類できる。体性感覚とは、体表や骨格筋、関節などで生じる変化を認知する感覚のことで、さらに皮膚（表在）感覚と深部感覚に分けられる。皮膚感覚とは、その名の通り皮膚で捉える感覚で、具体的には触覚や温・冷覚、圧覚、痛覚などである。

内臓感覚は自律神経によって伝達される感覚で、［ ① ］と［ ② ］からなる。［ ① ］は体内の臓器に生じる痛みのことで、多くが鈍く、持続的な痛みとして感じられる。痛みを感じる原因をもつ臓器から末梢神経を経由して中枢神経へと伝達されるが、このとき同じ神経束に属する体性神経や、近い位置を走行する体性神経に影響を与え、結果として原因となる臓器とは別の場所にある皮膚の特定の部分で痛みとして認識することがある。このような痛みを［ ③ ］という。

［ ② ］は、食欲や空腹感、口渇感、疲労感、悪心、尿意、便意などをいう。例えば咽頭粘膜にある受容器が咽頭部の乾燥を感じると、その情報を［ ④ ］にある飲水の中枢へ伝達し口渇感が生じるのである。

（1）空欄①～④にあてはまる語句を書きなさい。［各3点・合計12点］

①		②		③		④	

（2）深部感覚とはどのようなものか、簡潔に説明しなさい。［8点］

（3）深部感覚の受容器となる器官の名称を2つ挙げなさい。［1つにつき3点・合計6点］

①　　　　②

（4）③のような痛みの具体例を1つ挙げなさい。例：冷たいものを食べたときに感じる頭痛　［4点］

2 **皮膚についての文章を読み、つぎの設問に答えなさい。**

身体を覆い、内部の臓器や体液と外界との境界となるのが皮膚で、体表面から順に［ ① ］、［ ② ］、［ ③ ］に大きく分類される。さらに［ ① ］の最も外側は［ ④ ］とよばれ、死滅した上皮細胞からなる。［ ④ ］の下には手掌や足底で顕著にみられる淡明層や顆粒層などがあり、さらに下層が有棘層、そして最下層が［ ⑤ ］である。［ ⑤ ］からは新たな上皮細胞が造られ、それが徐々に表層へと向かい4週間ほどで垢となり、はがれ落ちる。また［ ⑤ ］には［ ⑥ ］という色素を産生する細胞が存在し、その色素によって紫外線から皮膚を保護している。

（1）空欄①～⑥にあてはまる語句を書きなさい。　　[各3点・合計18点]

①		②		③	
④		⑤		⑥	

（2）③のおもな役割を2つ書きなさい。　　[1つにつき4点・合計8点]

①

②

3 汗腺についての文章を読み、つぎの設問に答えなさい。

皮膚は発汗することにより、体温の調節や老廃物の排出を行う。発汗を行うのは皮膚にある汗腺とよばれる外分泌腺で、体表へと導管を伸ばし、汗を分泌する。

汗腺には、［ ① ］汗腺ともよばれる［ ② ］と、［ ③ ］汗腺ともよばれる［ ④ ］がある。そのうち［ ② ］は全身に分布し、分泌·蒸発した汗により熱を放散させて体温を調節する。［ ④ ］は、眼瞼や外耳道、腋窩、乳輪、肛門周囲などに限局して分布する汗腺で、脂肪やタンパク質を含む汗を分泌する。

（1）空欄①～④にあてはまる語句を書きなさい。　　[各3点・合計12点]

①		②		③		④	

（2）汗腺は皮膚の付属器とよばれる。このほかに付属器とされるものを3つ挙げなさい。

[1つにつき2点・合計6点]

①　　②　　③

（3）皮膚も関与する「不感蒸泄」とは何か説明しなさい。　　[8点]

4 つぎの説明を読み、正しいものには○、誤っているものには×を書きなさい。　　[各3点・合計18点]

（1）皮膚の表面は弱アルカリ性に保たれている。　（　　）

（2）皮膚にはランゲルハンス細胞とよばれる免疫細胞が存在する。　（　　）

（3）皮膚に存在する受容器は線状に分布する。　（　　）

（4）閾値とは感覚器が捉えることのできる最低限の刺激の強さをいう。　（　　）

（5）適刺激とは、痛みを感じない程度の適度な刺激のことである。　（　　）

（6）体性感覚の中枢は頭頂葉にある。　（　　）

解剖生理学まとめドリル

12日目 感覚器② 特殊感覚

学習日　　月　　日

点 ／100点

1 視覚についての文章を読み、つぎの設問に答えなさい。

眼球は眼球外膜、眼球中膜、眼球内膜という3種類の膜により形成される。眼球外膜のうち、眼球の外膜前面を覆う無色透明の膜が［①］、それ以外の部分が［②］である。眼球中膜は眼球血管膜やブドウ膜ともよばれる暗褐色の膜で、眼球に栄養を与えたり、眼球に入る光を制限するはたらきをもつ。眼球内膜の大部分を占めるのが［③］で、ここにある［④］細胞と［⑤］細胞という視細胞が光を感知し、視神経へと伝える。このうち色覚に関与するのが［④］細胞で、明暗を感知するのが［⑤］細胞である。ただし、視神経が接続する［③］の後部中央は［⑥］とよばれ、この部分には視細胞がなく光を感じることはできない。［①］の後部には凸レンズ型の［⑦］があり、その厚さを変化させて光の屈折を変えることで遠近調節を行う。［③］と［⑦］に囲まれた眼球の内部は［⑧］というゼリー状の物質で満たされている。

（1）空欄①～⑧にあてはまる語句を書きなさい。　［各2点・合計16点］

①		②		③		④	
⑤		⑥		⑦		⑧	

（2）眼球中膜は3つの部分からなる。それを書きなさい。　［1つにつき2点・合計6点］

①　　②　　③

（3）近くの物を見るとき、⑦はどのように変化するか。　［6点］

（4）⑦が混濁することによって視野不良を起こす疾患を何というか。　［6点］

（5）老視（老眼）のおもな原因（メカニズム）を説明しなさい。　［6点］

2 聴覚・平衡覚についての文章を読み、つぎの設問に答えなさい。

耳は大きく外耳、中耳、内耳に分けられる。音波は、［①］を通って中耳へと向かい、［①］と中耳を隔てる［②］へ伝わる。音波は耳小骨によって増幅され、さらに内耳へと伝えられる。

内耳は［③］、［④］、そして3本の［⑤］という管状器官からなる。耳小骨から伝わる振動は、［③］の内部にある［⑥］とよばれる部分をなす有毛細胞を興奮させ、その興奮が［③］神経から内耳神経へと通じ、脳へ伝達される。音波が耳から脳神経を通じて脳へと伝わることで音が聴こえるが、その機能に異常が起こり音が聴こえにくくなった状態が難聴である。

また平衡覚も耳の重要な役割で、その機能はおもに［④］と［⑤］が担う。

（1）空欄①～⑥にあてはまる語句を書きなさい。　[各2点・合計12点]

①		②		③		④		⑤		⑥	

（2）耳小骨とよばれる3つの骨の名称を書きなさい。　[1つにつき2点・合計6点]

①　　②　　③

（3）中耳はある管によって咽頭につながる。この管を何というか。　[4点]

（4）難聴には伝音性難聴と感音性難聴がある。それぞれ説明しなさい。　[各4点・合計8点]

伝音性難聴：

感音性難聴：

3 味覚と嗅覚についての文章を読み、つぎの設問に答えなさい。

舌は味覚の受容器の役割を果たす。舌の表面には舌乳頭とよばれる微小な突起があり、その部分にある［①］という味を感じ取る小器官によって水溶性の物質を受け中枢へと伝える。［①］の先端部分にある［②］とよばれるあなから入った水溶性の物質が［①］をなす味細胞へと伝達される。味細胞で捉えた味成分は［③］神経（舌の前2/3ほどの味覚に関与）や［④］神経（舌の後ろ1/3ほどの味覚に関与）によって脳へと伝わる。一方、嗅覚の受容器は鼻腔の天井部分にある嗅粘膜である。揮発性の物質は、嗅粘膜をなす［⑤］細胞により受容され、［⑤］細胞から出る突起で形成される嗅神経を経て中枢へと伝達され、においとして認識される。

（1）空欄①～⑤にあてはまる語句を書きなさい。　[各2点・合計10点]

①		②		③		④		⑤	

（2）舌の運動に関与する脳神経とは何か。　[4点]

（3）嗅覚は継続的な刺激によって「慣れ」が生じやすい。この感覚の慣れを何というか。　[4点]

4 つぎの説明を読み、正しいものには○、誤っているものには×を書きなさい。　[各2点・合計12点]

（1）明るいところでは瞳孔括約筋が収縮する。　（　　）

（2）極めて近くの物を見るときに瞳孔は拡大する。　（　　）

（3）近くの物を見るときには毛様体筋が弛緩する。　（　　）

（4）眼房水は水晶体で産生される。　（　　）

（5）近視は凹レンズで矯正する。　（　　）

（6）老化による聴力の低下は低音域から始まる。　（　　）

内分泌系①
下垂体・甲状腺・副甲状腺

学習日　　月　　日

点 ／100点

1

内分泌系についての文章を読み、つぎの設問に答えなさい。

内分泌機能をもつ細胞によって産生・分泌され、他の器官の機能を調節する生体機能調節物質をホルモンといい、ホルモンを分泌する器官が内分泌器官である。分泌されたホルモンは、おもに［①］によって全身に運ばれ、標的となる器官に対して効果を発揮する。ホルモンは大きくコレステロールからつくられる［②］ホルモンと［③］からなる非［②］ホルモンに分けられる。

血中ホルモン濃度は、上位ホルモンにより適量に調節されている。これをフィードバック機構という。フィードバック機構が機能することで生体の恒常性が維持される。このうち身体の変化を抑制しようとして行われるホルモン分泌の調節が［④］のフィードバック機構、反対に身体の変化を増長するように続くホルモン分泌の増加が［⑤］のフィードバック機構である。

（1）空欄①～⑤にあてはまる語句を書きなさい。　［各2点・合計10点］

①		②		③		④		⑤	

（2）ホルモンが標的器官に対してのみ効果を発揮するのはなぜか簡潔に説明しなさい。　［6点］

（3）⑤のフィードバック機構の具体例を1つ挙げなさい。　［6点］

2

下垂体についての文章を読み、つぎの設問に答えなさい。

間脳の一部の［①］から垂れ下がるようにみえる器官が下垂体で、［①］による制御を受ける。下垂体は、トルコ鞍とよばれるくぼみに収まる小さな器官で前葉、後葉、中間部に分けられる。前葉からは、身体の発育を促進する成長ホルモンや、性腺の発達や活動を促進する性腺刺激ホルモン（卵胞刺激ホルモンと［②］）、［③］のほか、副腎からのホルモン分泌を促す副腎皮質刺激ホルモンや、甲状腺からのホルモン分泌を促す甲状腺刺激ホルモンが分泌される。後葉からは［④］と子宮の収縮作用や乳汁放出作用をもつ［⑤］が分泌される。また前葉と後葉の境にある中間部（ここを中葉ともよぶ）からは［⑥］の分泌を促す［⑥］細胞刺激ホルモンが分泌される。

（1）空欄①～⑥にあてはまる語句を書きなさい。　［各2点・合計12点］

①		②		③	
④		⑤		⑥	

（2）トルコ鞍は頭蓋骨の1つにより形成される。その骨の名称を書きなさい。　［4点］

（3）卵胞刺激ホルモンは女性では卵胞の発達を促進するが、男性にはどのような作用があるか。 [6点]

（4）女性においてみられる③のホルモンのおもな作用を2つ書きなさい。 [1つにつき4点・合計8点]

① [ ] ② [ ]

（5）④のホルモンの標的器官とその作用を書きなさい。 [8点]

標的器官 [ ]

作用 [ ]

（6）④のホルモンの産生・分泌が抑制されるのはつぎのうちどれか。 [4点]

ア．塩分の過剰摂取　**イ**．飲酒　**ウ**．循環血漿量の減少　**エ**．血圧の低下 （ ）

3 甲状腺・副甲状腺についての文章を読み、つぎの設問に答えなさい。

喉頭部の前面に蝶が羽を拡げたような形状でつく内分泌器官が甲状腺である。甲状腺からはタンパク質の合成や基礎代謝を促進する作用のほか、神経系、骨格筋、心臓などに作用する2つの甲状腺ホルモンが分泌される。甲状腺から分泌されるもう1つの重要なホルモンが［ ① ］で、血中カルシウム濃度が［ ② ］すると分泌が促進される。この［ ① ］と拮抗する作用をもつのが副甲状腺から分泌される［ ③ ］である。副甲状腺は甲状腺の裏側に［ ④ ］個存在し、［ ⑤ ］ともよばれる。

（1）空欄①～⑤にあてはまる語句や数字を書きなさい。 [各2点・合計10点]

①		②		③		④		⑤	

（2）甲状腺ホルモンとよばれる2つのホルモンの名称を書きなさい。 [1つにつき3点・合計6点]

[ ] [ ]

（3）甲状腺ホルモンの過剰な分泌はある自己免疫疾患の原因となる。その疾患とは何か。 [4点]

（4）①のホルモンの作用を具体的に述べなさい。 [6点]

4 つぎの説明を読み、正しいものには○、誤っているものには×を書きなさい。 [各2点・合計10点]

（1）導管とよばれる管をもつのが内分泌腺の特徴である。 （ ）

（2）ホルモンによる情報伝達は神経系の情報伝達速度に比べ遅い。 （ ）

（3）成長ホルモンには血糖値を低下させる作用もある。 （ ）

（4）下垂体後葉はホルモン産生機能をもたない。 （ ）

（5）クレチン症は甲状腺機能の不足が原因である。 （ ）

14日目

内分泌系②
膵臓・副腎・性腺

学習日　　月　　日

点 ／100点

1 **膵臓についての文章を読み、つぎの設問に答えなさい。**

膵臓は内分泌機能も有する器官である。膵臓において、内分泌機能をもつ細胞の集まりを［　①　］という。そのうちA（α（アルファ））細胞から分泌される［　②　］は肝細胞に貯蔵されている［　③　］の分解を促進し、血糖値を上昇させる作用をもつ。B（β（ベータ））細胞から分泌される［　④　］は、［　②　］と拮抗するホルモンで、血糖値が上昇すると筋や脂肪組織、肝細胞に作用し、血液中のグルコースから［　③　］や中性脂肪を合成したり、筋や脂肪細胞へのグルコースの取り込みを促進することで血糖値を下げる。［　④　］の分泌異常や作用低下により血糖値が慢性的に高値になる状態が糖尿病で、Ⅰ型とⅡ型に分けられるが、患者の多くは［　⑤　］型である。またD（δ（デルタ））細胞からは［　⑥　］が分泌され、［　②　］や［　③　］などの分泌調節が行われる。

（1）空欄①～⑥にあてはまる語句を書きなさい。［各3点・合計18点］

①		②		③	
④		⑤		⑥	

（2）②のホルモンと同じように血糖値を上昇させるホルモンを２つ挙げなさい。［1つにつき3点・合計6点］

①　　　　　　②

（3）Ⅰ型糖尿病とⅡ型糖尿病の違いを簡潔に説明しなさい。［8点］

Ⅰ型：

Ⅱ型：

2 **副腎についての文章を読み、つぎの設問に答えなさい。**

副腎皮質からは多くのステロイドホルモンが分泌される。そのうち糖質コルチコイドは糖質代謝を調節するホルモンで、主なものに［　①　］がある。一方、鉱質コルチコイドは電解質代謝を調節するはたらきをもち、主なものに［　②　］がある。［　②　］は［　③　］に作用し、［　④　］の再吸収と［　⑤　］やアンモニアの排泄を［　⑥　］する。また副腎皮質からは、性ホルモンである［　⑦　］も分泌される。副腎髄質からは、アドレナリンとノルアドレナリンというホルモンが分泌され、［　⑧　］が作用したときと同じような効果を表す。

（1）空欄①～⑧にあてはまる語句を選択肢**ア**～**ソ**より選び、記号を書きなさい。［各2点・合計16点］

選択肢
ア．アンドロゲン　**イ**．アルドステロン　**ウ**．コルチゾール　**エ**．エピネフリン
オ．パラトルモン　**カ**．肝臓　**キ**．細動脈　**ク**．尿細管　**ケ**．カリウム
コ．ブドウ糖　**サ**．ナトリウム　**シ**．抑制　**ス**．促進　**セ**．交感神経　**ソ**．副交感神経

①		②		③		④		⑤		⑥		⑦		⑧	

（2）①のホルモン分泌が過剰となる病態を何というか。 [4点]

（3）②のホルモンは腎臓で分泌される酵素により分泌が促進される。その酵素とは何か。 [4点]

3 性腺ホルモンについての文章を読み、つぎの設問に答えなさい。

精巣にあるライディッヒ細胞からは男性ホルモンが分泌される。おもな男性ホルモンとして［ ① ］があり、男性生殖器の発育や精子の形成、第二次性徴を促進する作用をもつ。

卵巣からは卵胞ホルモンともよばれ、女性的な成長に作用する［ ② ］と、黄体ホルモンともよばれ、妊娠の維持に作用する［ ③ ］という女性ホルモンが分泌される。それぞれ妊娠成立後には［ ④ ］からも分泌される。

（1）空欄①～④にあてはまる語句を書きなさい。 [各3点・合計12点]

①		②		③		④	

（2）加齢による卵巣機能の低下により②の分泌が減少して起こるさまざまな症状を総称して何というか。 [4点]

（3）妊娠維持のために③のホルモンが起こす作用を2つ挙げなさい。 [1つにつき4点・合計8点]

①

②

4 つぎの説明を読み、正しいものには○、誤っているものには×を書きなさい。 [各2点・合計20点]

（1）糖質コルチコイドは抗炎症作用をもつ。 （　　）

（2）コルチゾールの分泌は夜間に最も増加する。 （　　）

（3）コルチゾールの過剰分泌はアジソン病の原因となる。 （　　）

（4）アドレナリンやノルアドレナリンは他のホルモンに比べて効果の発現が早い。 （　　）

（5）アドレナリンはストレス下で分泌が促進される。 （　　）

（6）アドレナリンは血管を収縮させる。 （　　）

（7）アドレナリンはノルアドレナリンよりも強い昇圧作用をもつ。 （　　）

（8）副腎髄質ホルモンは血圧が低下すると分泌が亢進される。 （　　）

（9）副腎髄質ホルモンは気管支を収縮させる。 （　　）

（10）卵胞ホルモンは初経を発来させる。 （　　）

体液の成分と機能

学習日　　月　　日

点 ／100点

1

つぎの説明を読み、正しい方を○で囲みなさい。 ［各2点・合計20点］

（1）血液は［　細胞内液　・　細胞外液　］の1つである。

（2）細胞内液は細胞外液よりも［　少ない　・　多い　］。

（3）成人では、体重のおよそ［　20～30　・　50～60　］%が体液である。

（4）血液は、体重のおよそ［　6　・　13　］分の1を占める。

（5）赤血球と血小板には核が［　ある　・　ない　］。

（6）血球はすべて［　骨髄　・　心臓　］でつくられる。

（7）白血球のうち、単球は顆粒を［　もつ　・　もたない　］。

（8）赤血球の細胞膜にD抗原をもたない血液型を［　Rh＋　・　Rh－　］という。

（9）日本人の血液型は99%以上が［　Rh＋　・　Rh－　］である。

（10）［　主試験　・　副試験　］では、供血者の血球と受血者の血清を混ぜ合わせる。

2

血漿について、つぎの設問に答えなさい。

（1）血漿のもつ緩衝作用とは何か、簡潔に説明しなさい。 ［8点］

（2）血漿に最も多く含まれるタンパク質とは何か。 ［4点］

（3）血漿からフィブリノゲンなどの凝固因子を除いたものを何というか。 ［4点］

3

赤血球についての文章を読み、つぎの設問に答えなさい。

血球のうち、赤血球は中央がくぼんだ円盤状をした細胞で、血液1μL（$1mm^3$）中におよそ［　①　］個存在する。寿命はおよそ［　②　］日で、役目を終えると［　③　］や脾臓で鉄分や［　④　］に分解される。鉄分は体内で再利用され、［　④　］は胆汁や尿に混入する。

（1）空欄①～④にあてはまる語句を選択肢**ア**～**ス**より選び、記号を書きなさい。 ［各2点・合計8点］

選択肢	
	ア．ミオグロビン　**イ**．ビリルビン　**ウ**．クレアチニン　**エ**．心臓　**オ**．肝臓 **カ**．腎臓　**キ**．8　**ク**．55　**ケ**．90　**コ**．120　**サ**．4000～8000 **シ**．15～40万　**ス**．500万

①		②		③		④	

（2）赤血球のおもなはたらきを書きなさい。 [2点]

（3）赤血球に存在し、物質と結合して運搬するはたらきをもつタンパク質とは何か。 [2点]

（4）赤血球が下線部のような形状をしている理由を書きなさい。 [6点]

（5）ヘマトクリット値とは何か。またその値が低下することで現れる症状を書きなさい。 [6点]

ヘマトクリット値：

現れる症状：

（6）溶血とは何か説明しなさい。 [8点]

4 血液の凝固機構について、つぎの設問に答えなさい。

（1）一次止血とは何か簡潔に説明しなさい。 [8点]

（2）線溶とは何か簡潔に説明しなさい。 [8点]

（3）止血のメカニズムについての文章を読み、空欄①～④にあてはまる語句を書きなさい。

出血が起こると血小板や組織からトロンボプラスチンなどの血液凝固因子が放出され、［ ① ］という凝固因子を活性化させる。活性化した［ ① ］は、トロンビンへと変化する。

さらにトロンビンやカルシウムイオンなどの作用により、［ ② ］とよばれる血漿に含まれるタンパク質が［ ③ ］という線維状のタンパク質へと活性化する。さらに［ ③ ］は、赤血球や白血球なども絡め取って［ ④ ］という血液の塊を形成し、より強固な血栓となって止血の役割を果たすのである。 [各2点・合計8点]

①		②		③		④	

（4）止血機能の判定に用いられる出血時間とはどのような検査か書きなさい。 [8点]

解剖生理学 まとめドリル

16日目

身体の恒常性

学習日　月　日

点 ／100点

1 **内分泌系による恒常性の維持についての文章を読み、設問に答えなさい。**

内分泌系によるホルモン分泌は、身体の恒常性の維持にとって重要である。例えば血糖値を正常に保つためには、ホルモンによる調節が行われる。血糖値が上昇したときには［①］のランゲルハンス島B細胞より［②］が分泌され、血糖値を低下させる。反対に血糖値が低下したときには、上昇させるためにグルカゴンなどのホルモンが分泌され、血糖値の調節が行われる。ほかにも血漿中のカルシウム濃度は副甲状腺から分泌される［③］と甲状腺から分泌される［④］、そして［⑤］で活性化された活性型ビタミンDにより行われる。ほかにも血圧を調節したり、睡眠の調節、摂食行動の調節を行うなど、身体の恒常性を維持する主役が内分泌系なのである。

（1）空欄①～⑤にあてはまる語句を選択肢ア～シより選び、記号を書きなさい。※重複不可

［各3点・合計15点］

選択肢
ア. 副腎髄質　**イ**. 副腎皮質　**ウ**. 腎臓　**エ**. 膵臓　**オ**. 甲状腺　**カ**. 副甲状腺 **キ**. 下垂体前葉　**ク**. 下垂体後葉　**ケ**. パラソルモン　**コ**. バソプレシン　**サ**. インスリン **シ**. カルシトニン

①		②		③		④		⑤	

（2）グルカゴンはどのようにして血糖値の調節を行うか書きなさい。［8点］

（3）活性型ビタミンDはどのようにしてカルシウム濃度調節を行うか書きなさい。［8点］

（4）つぎのうち、血圧が上昇したときに分泌が増加するホルモンはどれか。［3点］

ア. ノルアドレナリン　**イ**. バソプレシン
ウ. 心房性ナトリウム利尿ペプチド　**エ**. アルドステロン　（　　）

（5）つぎのうち、生体リズムや睡眠の調節に最も関与するホルモンはどれか。［3点］

ア. メラトニン　**イ**. オキシトシン
ウ. コルチゾール　**エ**. エストロゲン　（　　）

（6）つぎのうち、満腹中枢に作用し、摂食を抑制するホルモンはどれか。［3点］

ア. プロゲステロン　**イ**. テストステロン
ウ. レプチン　**エ**. エリスロポエチン　（　　）

2 体温についての文章を読み、つぎの設問に答えなさい。

ヒトの体温は、その調節を司る中枢である［　①　］によって常に一定に保たれている。気温が高いときには皮膚血管を［　②　］して熱を放出したり、発汗を促すことにより体温を下げる。反対に低いときには皮膚血管を［　③　］させて体内の熱の放出を防いだり、筋へ運動指令を出すことにより、体温を上げる。成人の体温は、36 ～ 37℃程度が平熱であるが、測定する部位によってわずかに異なる。また日内変動もあり、最も［　④　］のは起床時で、最も［　⑤　］のは午後から夕方の体温である。

（1）空欄①～⑤にあてはまる語句を書きなさい。 [各4点・合計20点]

①		②		③		④		⑤	

（2）発汗によって体温が下がるのはなぜか。 [8点]

（3）気温が低いときに筋への運動指令がはたらくと身体にどのような変化が起こるか。 [8点]

（4）腋窩温、口腔温、直腸温を高い順に並べなさい。 [4点]

＞　　　　＞

3 つぎの説明を読み、正しいものには○、誤っているものには×を書きなさい。 [各2点・合計20点]

（1）中枢化学受容器は、ホメオスタシスに関与する。 （　　）

（2）ホメオスタシスの維持に重要なのは、正のフィードバック機構である。 （　　）

（3）血圧上昇時の心拍数減少は、負のフィードバック機構である。 （　　）

（4）糖質コルチコイドは、ストレスへの抵抗性を上昇させる。 （　　）

（5）卵胞期の血中エストロゲン濃度の上昇は、ゴナドトロピンの分泌を抑制する。 （　　）

（6）強いストレスを受けると、グルカゴンの分泌は抑制される。 （　　）

（7）女性は男性に比べ体温の変動が激しい。 （　　）

（8）温度受容器は、皮膚にのみ存在する。 （　　）

（9）精神性発汗は、体温に影響しない。 （　　）

（10）体温が上昇すると、呼吸数は減少する。 （　　）

体液循環

学習日　　月　　日

点 ／100点

1 血液の循環について、つぎの設問に答えなさい。

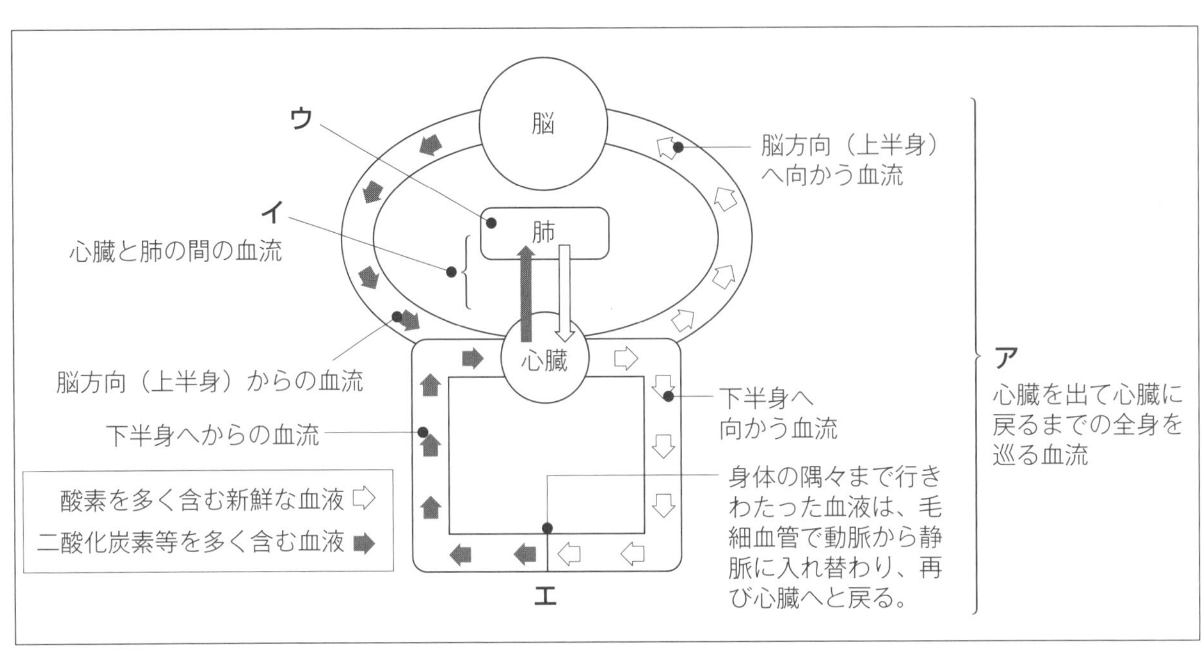

（1）**ア**と**イ**は血液の流れを表す。それぞれの循環路の名称を書きなさい。　［各2点・合計4点］

ア［　　　　　　］　**イ**［　　　　　　］

（2）**ウ**では、何が行われているか。　［6点］

（3）**エ**では、血液と細胞との間で何が行われているか。　［6点］

（4）つぎの文章を読み、空欄①～⑧にあてはまる語句を書きなさい。　［各3点・合計24点］

上の図において白い矢印は酸素を多く含む［①］血、色の付いた矢印は酸素を手放し二酸化炭素を回収した［②］血である。全身を巡った血液は、まず心臓の［③］へ入り、［④］を経由したのち［⑤］脈を通って肺へと流入する。肺からは［⑥］脈を通って再び心臓の［⑦］へ入り、［⑧］を経て大動脈へと注ぎ、全身へと流れる。

①		②		③		④	
⑤		⑥		⑦		⑧	

2 胎児の血液循環についての文章を読み、つぎの設問に答えなさい。

胎児は、母体からの酸素・栄養の供給や、老廃物の排泄を［ ① ］を通して行うが、胎児と［ ① ］を連絡するのが［ ② ］で、一般的にへその緒とよばれる。［ ② ］には［ ③ ］本の臍動脈と［ ④ ］本の臍静脈があり、母体からの酸素や栄養は、［ ① ］から出る［ ⑤ ］により胎児へと運ばれる。［ ⑤ ］は胎児の臍部から胎内に入り、肝臓の下部で一部は［ ⑥ ］に合流するが、多くは［ ⑦ ］として下大静脈に合流する。下大静脈からの血液は胎児の［ ⑧ ］へ入る。

その後胎児へと酸素や栄養を供給し、二酸化炭素等を回収した血液は、［ ⑨ ］により、再び胎盤へと戻る。したがって、胎盤へと向かう［ ⑨ ］には、最も酸素飽和度の［ ⑩ ］血液が流れる。

また胎児には、卵円孔と動脈管という特有の循環路も備わっている。

（1）空欄①～⑩にあてはまる語句を選択肢**ア**～**チ**より選び、記号を書きなさい。　※重複不可

［各3点・合計30点］

選択肢						
ア．臍帯	**イ**．胎盤	**ウ**．子宮	**エ**．1	**オ**．2	**カ**．3	**キ**．臍動脈
ク．臍静脈	**ケ**．門脈	**コ**．静脈管	**サ**．胸管	**シ**．右心房	**ス**．左心房	
セ．右心室	**ソ**．左心室	**タ**．高い	**チ**．低い			

①		②		③		④		⑤	
⑥		⑦		⑧		⑨		⑩	

（2）胎児特有の循環路である卵円孔とは何か、簡潔に説明しなさい。　［6点］

（3）胎児特有の循環路である動脈管とは何か、簡潔に説明しなさい。　［6点］

3 つぎの説明を読み、正しいものには○、誤っているものには×を書きなさい。　［各3点・合計18点］

（1）毛細血管から浸みだした血液は間質液となる。　（　　　）

（2）動脈血は静脈血に比べて暗赤色である。　（　　　）

（3）肺動脈には動脈血が流れる。　（　　　）

（4）心臓を出た直後の血圧が最も高い。　（　　　）

（5）門脈には静脈血が流れる。　（　　　）

（6）臍動脈には動脈血が流れる。　（　　　）

解剖生理学まとめドリル

18日目

体液の異常と酸塩基平衡

学習日　月　日

点 ／100点

1 血液の恒常性についての文章を読み、つぎの設問に答えなさい。

血漿中には多くの電解質やタンパク質が存在し、血漿浸透圧の維持と酸塩基平衡の維持に重要な役割を果たしている。血液の［①］イオン濃度を表すpHは、常に7.40±［②］が保たれている。その基準値を［③］場合、血液の性状は酸性に傾き、これをアシドーシス（酸血症）という。反対に基準値を［④］場合はアルカリ性に傾くので、これをアルカローシス（アルカリ血症）という。酸塩基平衡の異常はさまざまな原因によって発生するが、その原因が呼吸である場合を呼吸性、それ以外の場合を［⑤］性という。呼吸性の酸塩基平衡異常が起きた場合には［⑥］のはたらきによりpHの変動を抑えようとする。これを［⑦］代償という。反対に［⑤］性の酸塩基平衡異常の場合には、［⑧］性代償がはたらく。

（1）空欄①～⑧にあてはまる語句・数字を書きなさい。　［各3点・合計24点］

①		②		③		④	
⑤		⑥		⑦		⑧	

（2）電解質とは何か、簡潔に説明しなさい。　［6点］

（3）血漿に含まれるタンパク質の大部分を占め、物質の運搬に関わるタンパク質とは何か。　［4点］

（4）浸透圧とは何か、簡潔に説明しなさい。　［6点］

（5）酸塩基平衡（pH）の維持に重要な役割をはたす2つの器官（臓器）とは何か。
［1つにつき2点・合計4点］

①　　②

（6）肝臓疾患では浮腫がみられる。その理由を簡潔に説明しなさい。　［8点］

2 酸塩基平衡（pH）の異常について、つぎの設問に答えなさい。

（1）大量の嘔吐により血液のpHはどのように変化するか。その理由も含めて書きなさい。 [6点]

（2）喘息が起こると血液のpHはどのように変化するか。その理由も含めて書きなさい。 [6点]

（3）慢性腎不全の場合、身体はどのようにして血液のpHの変化を最小に抑えようとするか。 [10点]

（4）過換気症候群の場合、身体はどのようにして血液のpHの変化を最小に抑えようとするか。 [10点]

3 つぎの説明を読み、正しいものには○、誤っているものには×を書きなさい。 [各2点・合計16点]

（1）カリウムイオンは、細胞内液に比べて細胞外液で濃度が高い。 （　　　）

（2）アルドステロンの過剰分泌は低カリウム血症を引き起こす。 （　　　）

（3）アシドーシスでは、高カリウム血症となる。 （　　　）

（4）尿量の減少は、高ナトリウム血症を引き起こす。 （　　　）

（5）脱水が起こると、レニンの分泌が抑制される。 （　　　）

（6）脱水により、ヘマトクリット値は上昇する。 （　　　）

（7）一次脱水が起きると、バソプレシンの分泌は抑制される。 （　　　）

（8）嘔吐による脱水では、アルドステロンの分泌が増加する。 （　　　）

血管の構造とおもな動脈・静脈

学習日　　月　　日

点 ／100点

1 **血管の構造についての文章を読み、つぎの設問に答えなさい。**

血管は動脈、静脈、そして末梢でそれらを結ぶ微細な［　①　］からなる。［　①　］を除く血管壁は３層構造で、そのうち中膜は［　②　］線維と［　③　］筋からなり、特に動脈では伸縮性、弾力性に富む。一方で、静脈は動脈のような伸縮性、弾力性はないが、動脈にはない［　④　］がみられる。また動脈と静脈では、その断面の形状にも違いがみられる。

（１）空欄①～④にあてはまる語句を書きなさい。　［各３点・合計12点］

①		②		③		④	

（２）①の血管の役割を書きなさい。　［４点］

（３）動脈が静脈に比べてより強い伸縮性、弾力性を必要とするのはなぜか、説明しなさい。　［４点］

（４）動脈と静脈の断面の形状にはどのような違いがみられるか、説明しなさい。　［４点］

（５）静脈にのみ④があるのはなぜか、説明しなさい。　［４点］

2 **動脈についての文章を読み、つぎの設問に答えなさい。**

心臓から出た大動脈は、上半身や脳へ向かう動脈を分枝しながら［　①　］とよばれるカーブを描き、下半身へと向かう。この部分を下行大動脈という。下行大動脈は、横隔膜より上側の［　②　］と下側の［　③　］に分けられる。［　③　］は第４腰椎付近で左右の［　④　］に分枝し、下肢へと向かう。

（１）空欄①～④にあてはまる語句を書きなさい。　［各３点・合計12点］

①		②		③		④	

（２）①の部分から分かれる３本の枝を右半身側から①②③の順に書きなさい。　［１つにつき２点・合計６点］

①　　　　②　　　　③

（3）内頸動脈とともに脳へ入り血液を供給する動脈を書きなさい。 [3点]

（4）手首での脈拍測定によく用いられる動脈の名称を書きなさい。 [3点]

（5）(4) 以外で脈拍が触れやすい動脈を3つ書きなさい。 [1つにつき2点・合計6点]

① ② ③

3 静脈についての文章を読み、つぎの設問に答えなさい。

末梢から戻る静脈は徐々に合流して太くなり、最終的に上半身からの静脈血を運ぶ［ ① ］と下半身からの静脈血を運ぶ［ ② ］となり、心臓の［ ③ ］へ入り、静脈血を注ぐ。また［ ① ］へは肋間静脈や食道の静脈から静脈血を集めて脊柱の右側を上行する［ ④ ］も合流する。

（1）空欄①～④にあてはまる語句を書きなさい。 [各3点・合計12点]

①		②		③		④	

（2）小腸や大腸など腹部臓器の大部分からの血液を集め肝臓へと注ぐ静脈を何というか。 [3点]

（3）③へと入る直前付近の血圧を何というか。 [3点]

（4）右心不全が起こると (3) はどのように変化するか。その理由も含めて説明しなさい。 [8点]

（5）採血によく用いられる静脈を3つ挙げなさい。 [1つにつき2点・合計6点]

① ② ③

4 つぎの説明を読み、正しいものには○、誤っているものには×を書きなさい。 [各2点・合計10点]

（1）大脳動脈輪は、ウィリス動脈輪ともよばれる。 （ ）

（2）腕頭動脈は人体の右側のみにある。 （ ）

（3）上腸間膜動脈は大動脈から直接分岐する動脈である。 （ ）

（4）外腸骨動脈は、体表からの触診で触れやすい動脈である。 （ ）

（5）肺動脈楔入圧は右房圧を反映する。 （ ）

心臓の構造と機能

学習日　　月　　日

点 ／100点

1 心臓の構造と機能について、正しいものには○、誤っているものには×を書きなさい。［各2点・合計20点］

（1）右心室の心臓壁は左心室の心臓壁よりも厚い。（　　）

（2）右房室弁には静脈血が通る。（　　）

（3）肺動脈弁には静脈血が通る。（　　）

（4）安静時、健常成人の1回の心拍出量はおよそ500mlである。（　　）

（5）成人の安静時における心拍数は約70回/分である。（　　）

（6）新生児は成人に比べて心拍数が少ない。（　　）

（7）心室の収縮が終わるときに動脈弁が閉じる。（　　）

（8）心電図のT波は、心房の興奮を表わす。（　　）

（9）心電図のQRS群は、心室の興奮を表わす。（　　）

（10）心臓はホルモン分泌機能をもつ。（　　）

2 心臓についての説明を読み、空欄にあてはまる語句や数字を書きなさい。［各3点・合計30点］

（1）心臓は正中線のやや［　　　　］に位置する。

（2）心臓を構成する心臓壁は［　　　　］層からなる。

（3）心臓壁のうち最も厚い層を［　　　　］という。

（4）心臓の下端部を［　　　　］という。

（5）大動脈からは［　　　　］本の冠状動脈が出る。

（6）右心房には、上下の大静脈と［　　　　］が開口する。

（7）右心房と右心室の間にある右房室弁は［　　　　］ともよばれる。

（8）左心房と左心室の間にある左房室弁は［　　　　］ともよばれる。

（9）［　　　　］の収縮期の血圧が最高血圧である。

（10）心音の第［　　　　］音は、心室が収縮を始める時に聴かれる音である。

3 刺激伝導系についての文章を読み、つぎの設問に答えなさい。

心臓には電気的な興奮を規則正しく伝える刺激伝導系が備わっている。刺激伝導系は、［　①　］にある特殊な心筋細胞が興奮の源であり、その後［　②　］、［　③　］、心室の左脚・右脚、［　④　］の順に伝わる。

（1）空欄①～④にあてはまる語句を選択肢**ア**～**コ**より選び、記号を書きなさい。※重複不可

［各3点・合計12点］

選択肢	
	ア．右心房　**イ**．右心室　**ウ**．左心房　**エ**．左心室　**オ**．ヒス束　**カ**．房室結節
	キ．心房中隔　**ク**．心室中隔　**ケ**．二尖弁　**コ**．プルキンエ線維

①		②		③		④	

（2）刺激伝導系の源となる部分の名称を書きなさい。［4点］

（3）(2) の部分の果たす役割を書きなさい。［4点］

4 心臓の制御について、つぎの設問に答えなさい。

（1）脳神経の１つで、胸部、腹部の臓器を支配し、心臓の拍動を制御する神経とは何か。［4点］

（2）心臓のはたらきを制御する中枢はどこにあるか。［4点］

（3）副交感神経が興奮すると心臓の拍動はどのように変化するか、述べなさい。［6点］

5 心臓の異常について、つぎの設問に答えなさい。

（1）右心不全（右心の機能が障害された状態）の症状として肝臓が腫大するのはなぜか。簡潔に説明しなさい。［8点］

（2）左心不全において呼吸困難の症状が現れるのはなぜか。簡潔に説明しなさい。［8点］

解剖生理学まとめドリル

21日目

リンパ系

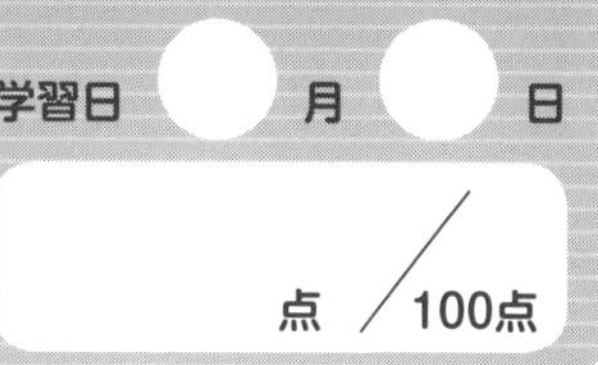

1 リンパ循環についての文章を読み、つぎの設問に答えなさい。

心臓から送り出された血液は、全身の血管内を巡るが、その一部は血管から浸みだし、［ ① ］として組織中に存在する。また［ ① ］の一部は、リンパ管へ入り、リンパ（またはリンパ液）とよばれる。リンパ管は血管と同様に身体のあらゆる部位に張り巡らされた管で、随所にリンパ球が多く集まる［ ② ］とよばれる小器官を形成する。

下肢と骨盤、腹部内臓のリンパ管は合流し、最大のリンパ管である［ ③ ］を形成し、下半身や左上半身のリンパを集め左鎖骨下静脈と左内頸静脈の合流部である［ ④ ］に注ぐ。また右の頭部・頸部、右上半身、右上肢を流れるリンパ管は［ ⑤ ］となり、［ ⑥ ］に注ぐ。

小腸で吸収されるほとんどの栄養素は肝臓に運ばれるが、［ ⑦ ］は小腸粘膜に分布するリンパ管に吸収され、リンパにより運ばれる。［ ⑦ ］を多く含むリンパは白濁しているため、［ ⑧ ］とよばれる。

（1）空欄①～⑧にあてはまる語句を書きなさい。 ［各3点・合計24点］

①		②		③		④	
⑤		⑥		⑦		⑧	

（2）体液を正常に循環させる以外にリンパのはたらきを2つ書きなさい。 ［1つにつき3点・合計6点］

①

②

（3）全身において②がとくに多く存在する場所を2つ挙げなさい。 ［1つにつき3点・合計6点］

① ②

（4）リンパ管の流れが停滞することなどにより①が過剰となり、むくみが現れることを何というか。 ［4点］

2 リンパ球についての文章を読み、空欄①～④にあてはまる語句を書きなさい。 ［各2点・合計8点］

血液中には、赤血球、白血球、血小板という細胞成分が存在する。そのうち、体内に侵入する病原菌などの異物を攻撃するはたらきをもつ白血球は、好中球などの［ ① ］球と、無［ ① ］球である［ ② ］球とリンパ球に大きく分けられる。リンパ球のうち、［ ③ ］で分化・成熟するのがBリンパ球、［ ③ ］から［ ④ ］に移動して成熟するのがTリンパ球である。

①		②		③		④	

3 リンパ系器官についての文章を読み、つぎの設問に答えなさい。

［　①　］は咽頭に存在するリンパ系器官で、口から侵入する病原菌を攻撃し、気道からの感染を防ぐはたらきをもつ。また消化管では、小腸に存在するリンパ系器官や、［　②　］にぶら下がるようにつく［　③　］などがリンパ系器官として生体を防御する。

脾臓は成人で［　④　］g前後の卵型をした器官で、［　⑤　］の左後側に位置するリンパ系器官である。内部は［　⑥　］で満たされる［　⑦　］脾髄と、リンパ球の集合体からなる［　⑧　］脾髄に分かれる。胸腺は［　⑨　］の前側に位置するリンパ系器官で、幼児期から思春期を迎えるころに重さはおよそ［　⑩　］gと最大となり、その後成長に従って萎縮していく。

（1）空欄①～⑩にあてはまる語句を選択肢**ア**～**ヌ**より選び、記号を書きなさい。※重複不可

［各2点・合計20点］

選択肢	
	ア．5　**イ**．30　**ウ**．150　**エ**．500　**オ**．1200　**カ**．味蕾　**キ**．甲状腺
	ク．扁桃　**ケ**．回腸　**コ**．盲腸　**サ**．結腸　**シ**．直腸　**ス**．虫垂　**セ**．赤血球
	ソ．白血球　**タ**．病原菌　**チ**．赤　**ツ**．黄　**テ**．白　**ト**．心臓　**ナ**．胃
	ニ．肝臓　**ヌ**．右腎

①		②		③		④		⑤	
⑥		⑦		⑧		⑨		⑩	

（2）①のリンパ系器官は咽頭で輪状に配列されている。この配列を何というか。［4点］

（3）小腸に存在する楕円形をしたリンパ系器官の名称を書きなさい。［4点］

（4）リンパ系器官として以外に、脾臓のもつはたらきを述べなさい。［8点］

4 つぎの説明を読み、正しいものには○、誤っているものには×を書きなさい。［各2点・合計16点］

（1）リンパ管には弁がある。（　　）

（2）リンパの流れは動脈と反対である。（　　）

（3）健常成人のリンパ流量は1時間に3L程度である。（　　）

（4）リンパの主成分は赤血球である。（　　）

（5）リンパ球には数年にわたる寿命をもつものがある。（　　）

（6）マクロファージはリンパ球の一種である。（　　）

（7）全身には約100個ものリンパ節が存在する。（　　）

（8）脾臓は二次リンパ器官である。（　　）

免疫のしくみ

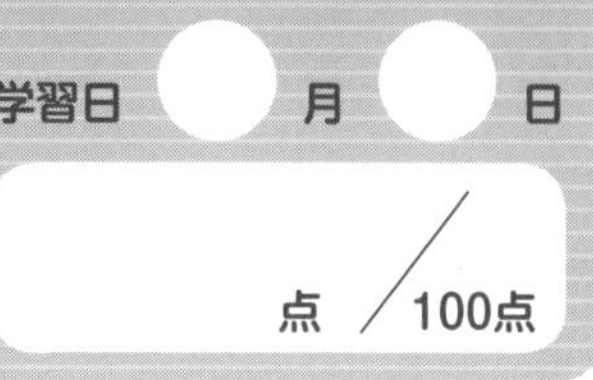

1 非特異的生体防御機構についての文章を読み、つぎの設問に答えなさい。

体内に侵入したウイルスや病原菌、毒性の物質などの異物を非自己として認識し、それを攻撃することで身体を守ったり、侵入を防ぐことを生体防御といい、人体にはそのために機能するシステムがある。

生体を防御する機構は大きく非特異的生体防御機構と、特異的生体防御機構に分けられる。非特異的生体防御機構は原始的な動物にも備わる単純な反応で、さらに［　①　］的防御機構、［　②　］的防御機構、生物学的防御機構に分けられる。例えば外部からの刺激に対して障壁となる皮膚は［　①　］的防御機構である。一方、胃液に含まれる塩酸や涙液・唾液などに含まれる酵素といった、細胞が分泌する物質によって、異物を排除するしくみを［　②　］的防御機構という。生物学的防御機構は、マクロファージなどの食細胞がもつ食作用によって異物を排除しようとするはたらきのことで、［　③　］免疫ともよばれる。

（1）非自己として認識され、免疫反応を引き起こす異物を総称して何とよぶか。　［3点］

（2）空欄①～③にあてはまる語句を書きなさい。　［各3点・合計9点］

①		②		③	

（3）涙液・唾液などに含まれ、細菌の細胞壁を加水分解するはたらきをもつ酵素とは何か。　［4点］

（4）食作用とは何か。簡潔に説明しなさい。　［8点］

2 特異的生体防御機構についての文章を読み、つぎの設問に答えなさい。

異物の種類に関わらず一般的な反応を示す非特異的生体防御機構に対し、それぞれの異物ごとに特異的な反応を起こす免疫反応を特異的生体防御機構とよぶ。侵入する異物によって得られる免疫システムであることから［　①　］免疫ともよばれる。［　①　］免疫は大きく液性免疫と細胞性免疫に分けられる。液性免疫は、まずマクロファージなどが異物を取り込み分解する。つぎにその異物の情報を自身の表面に提示することで、［　②　］細胞へと伝達する。その情報を認識した［　②　］細胞は［　③　］を活性化させ、［　④　］へ変化させる。［　④　］からは［　⑤　］が産生され、［　⑤　］は異物と結合することで無毒化したり、マクロファージなどの食細胞による攻撃が行いやすくなるように作用する。このように［　③　］が産生する［　⑤　］によって行われる免疫反応を液性免疫という。

（1）空欄①～⑤にあてはまる語句を書きなさい。　［各3点・合計15点］

①		②		③		④		⑤	

（2）⑤は［　　　　　］ともよばれるタンパク質である。空欄にあてはまる語句を書きなさい。［4点］

（3）⑤のもつ補体というタンパク質のはたらきにより、食細胞による処理が行われやすくなる作用を何というか。［4点］

（4）マクロファージなどの免疫細胞が異物を飲み込み、その情報を提示する反応を何というか。［4点］

（5）細胞性免疫とは何か。簡潔に説明しなさい。［8点］

3

二次応答について、つぎの設問に答えなさい。

（1）一度体内に侵入した異物を認識し、その情報を保存しておくはたらきをもつ細胞を何というか。［3点］

（2）ワクチンによる予防接種はなぜ感染症の発症を抑えることができるか、説明しなさい。［8点］

4

つぎの説明を読み、正しいものには○、誤っているものには×を書きなさい。［各3点・合計30点］

（1）ランゲルハンス細胞は、皮膚に存在する免疫細胞である。（　　　）

（2）胎児が母親から受け継ぐ免疫は受動免疫である。（　　　）

（3）ワクチンの予防接種によって得られる免疫は受動免疫である。（　　　）

（4）健康な成人に最も多いのはIgGである。（　　　）

（5）IgGは胎盤を通過できない。（　　　）

（6）IgG抗体量は生後6カ月頃に最も少なくなる。（　　　）

（7）異物を認識して最初につくられるのがIgMである。（　　　）

（8）IgEはⅠ型アレルギーに関与する。（　　　）

（9）ツベルクリン反応はⅣ型アレルギーでみられる。（　　　）

（10）Ⅰ型アレルギーは細胞傷害型アレルギーともいう。（　　　）

呼吸器の構造と機能

学習日　　月　　日

点 ／100点

1 気道についての文章を読み、つぎの設問に答えなさい。

鼻腔から肺の内部に至るまでの空気の通り道を気道とよび、鼻腔に続く［①］、［②］、気管を経て肺へとつながる。気管は［②］に続く部分で食道の［③］側に位置する。成人では、長さ約［④］cmの管で、第［⑤］胸椎の高さで左右の気管支に分岐する。肺に進入すると右の気管支は［⑥］本、左の気管支は［⑦］本の［⑧］気管支に分岐し、その後さらに分岐を繰り返して数十万本にもなる。

（1）空欄①～⑧にあてはまる語句を選択肢**ア～ソ**より選び、記号を書きなさい。※重複不可

［各3点・合計24点］

選択肢								
	ア. 喉頭	**イ**. 咽頭	**ウ**. 鼻孔	**エ**. 前	**オ**. 後	**カ**. 細	**キ**. 葉	**ク**. 2
	ケ. 3	**コ**. 4～5	**サ**. 7～8	**シ**. 10	**ス**. 15	**セ**. 25	**ソ**. 50	

①		②		③		④		⑤		⑥		⑦		⑧	

（2）②の部分にふたのような形状の小器官がある。その名称と役割を書きなさい。［6点］

名称［　　　　　　　　］

役割［　　　　　　　　］

（3）気管は多数の軟骨で構成されている。その理由を書きなさい。［5点］

（4）異物を誤嚥した際、右の気管支に入り込みやすい。その理由を説明しなさい。［5点］

2 肺についての文章を読み、つぎの設問に答えなさい。

枝分れを繰り返した気管支の先端には、数億個もの袋状の小さな器官が形成される。肺の内部はこの小器官で満たされ、その一つひとつで血液とのガス交換が行われる。

肺は左右1対の器官で、左右の肺に挟まれた空間には気管や肺動脈・肺静脈、食道、心臓などがある。円錐状をした肺の上側先端部分は［ア］の2～3cm上に位置する。

（1）下線の袋状器官の名称を書きなさい。［3点］

（2）(1) のすべての表面積を合計すると70～100m²にものぼるとされる。それだけ広い表面積をもつ理由を書きなさい。［5点］

（3）下線の「左右の肺に挟まれた空間」を何というか。 [3点]

（4）下線の「肺の上側先端部分」を何というか。 [3点]

（5）**ア**に入る骨の名称を書きなさい。 [3点]

3 呼吸運動についての文章を読み、つぎの設問に答えなさい。

呼吸は肺の収縮と拡張によって行われるが、肺は自ら収縮・拡張することはできず、呼吸筋とよばれる筋のはたらきにより呼吸運動が行われる。そのうち肋間筋は肋骨同士の間にある呼吸筋で、外肋間筋と内肋間筋に分けられる。

胸部と腹部の境界には膜状の筋があり、収縮と弛緩を繰り返して呼吸運動を行う。また努力呼吸時には、補助呼吸筋とよばれる筋も呼吸運動を助ける。

このように呼吸運動に関与する筋が胸郭の容積を変化させることで肺の収縮・拡張が可能となるのである。

（1）外肋間筋と内肋間筋がそれぞれ収縮するとき、肋骨と胸郭にはどのような変化がおこるか。 [8点]

外肋間筋の収縮 [ ]

内肋間筋の収縮 [ ]

（2）下線部の膜状の筋の名称を書きなさい。 [3点]

（3）(2)の筋が収縮・弛緩するとき、肺の容積はどのように変化するか。 [8点]

収縮時 [ ] **弛緩時** [ ]

（4）補助呼吸筋とよばれる筋を3つ挙げなさい。 [1つにつき2点・合計6点]

① ② ③

4 つぎの説明を読み、正しいものには○、誤っているものには×を書きなさい。 [各3点・合計18点]

（1）左右の肺では左の肺の方が若干大きい。 ( )

（2）睡眠時、呼吸運動は不随意で行われる。 ( )

（3）肺を覆う胸膜は粘膜である。 ( )

（4）胸膜のうち、肺の表面を直接覆うのが壁側胸膜である。 ( )

（5）左右の肺は10の肺区域に分けられる。 ( )

（6）腹直筋は腹式呼吸の呼息時に収縮する。 ( )

解剖生理学まとめドリル

24日目 呼吸のメカニズム

学習日　月　日

点／100点

1 呼吸についての文章を読み、つぎの設問に答えなさい。

平常時の呼吸数は、成人では毎分［①］回程度であるが、新生児では［②］回程度である。成人において1回の呼吸で入る、または出る空気量はおよそ［③］mlであるが、そのうちおよそ［④］mlは肺胞までは届かず、ガス交換には関与しない。

肺活量は、一般的な健常成人男性で［⑤］mlほどである。残気量は［⑥］mlほどであり、肺活量＋残気量を［A］とよぶ。また最大吸気位から思い切り空気を吐き出したとき、最初の1秒で吐き出した空気量を1秒量、そして吐き出せた空気量に対する1秒量の割合を1秒率という。1秒率は通常［⑦］%程度を示し、［⑧］%以下の場合は気道の閉塞などの異常が疑われる。

（1）空欄①～⑧にあてはまる数字を選択肢**ア**～**ス**より選び、記号を書きなさい。※重複不可

［各3点・合計24点］

選択肢							
	ア. 5～10	**イ**. 12～20	**ウ**. 50	**エ**. 70	**オ**. 80	**カ**. 100	
	キ. 150	**ク**. 300	**ケ**. 500	**コ**. 800	**サ**. 1200	**シ**. 2000	**ス**. 4000

①		②		③		④		⑤		⑥		⑦		⑧	

（2）下線の「1回の呼吸で入る、または出る空気量」を何というか。［3点］

（3）下線の「残気量」とは何か説明しなさい。［5点］

（4）空欄**A**にあてはまる語句を書きなさい。［3点］

2 呼吸の調節についての文章を読み、つぎの設問に答えなさい。

呼吸は、さまざまなメカニズムにより調節されている。脳の［①］には呼吸中枢、［②］には呼吸調節中枢が存在し、自動的に呼吸を制御し、正常な呼吸の回数やリズム、深さが保たれる。

また内頸動脈と外頸動脈の分岐部や大動脈にある末梢［③］では血液の変化を感じとり、その変化を呼吸中枢へと伝えることで、呼吸調節が行われている。

さらに肺には伸展受容器が存在し、肺の容積が増大するとその刺激が脳神経の一つである［④］神経を通して吸息中枢に伝わり、反射的に吸息を停止して呼息への切り替えが行われる。反対に肺の容積が縮小すると刺激が収まり、吸息へ切り替わる。

（1）空欄①～④にあてはまる語句を書きなさい。［各3点・合計12点］

①		②		③		④	

（2）下線の「血液の変化」とは具体的にどのような変化を表すか述べなさい。 [6点]

（3）肺の容積変化に伴い④の神経を介して行われる反射を何というか。 [3点]

3 ガス交換についての文章を読み、つぎの設問に答えなさい。

肺胞と毛細血管の間では、酸素と二酸化炭素の受け渡しが行われる。これがガス交換である。酸素と二酸化炭素は、分圧の［ ① ］方から［ ② ］方へと移動する性質をもち、この現象を拡散という。拡散により、肺胞内の酸素が毛細血管へと移動し、毛細血管の二酸化炭素が肺胞へと移動できるのである。毛細血管に移動した酸素は赤血球中のヘモグロビンと結合し、血液によって全身へと運ばれる。このとき酸素と結合したヘモグロビンは［ ③ ］とよばれる。

動脈血により運ばれた酸素は同じく拡散によって細胞に供給されるが、このとき細胞からは二酸化炭素を受け取る。二酸化炭素の多くは［ ④ ］となり静脈血によって肺まで運ばれ、同様に拡散によって肺胞へ移動し、気道を経て体外へ排出される。

（1）空欄①～④にあてはまる語句を書きなさい。 [各3点・合計12点]

①		②		③		④	

（2）酸素飽和度とは何を意味するか、簡潔に説明しなさい。 [5点]

（3）(2) の正常値に近いものを**ア**～**エ**より選び、記号を書きなさい。 [3点]

ア. 30%　　**イ**. 50%　　**ウ**. 70%　　**エ**. 100%　　（　　）

4 つぎの説明を読み、正しいものには○、誤っているものには×を書きなさい。 [各3点・合計24点]

（1）新生児は成人に比べ呼吸数が多い。（　　）

（2）呼気ではCO_2濃度がO_2濃度よりも高い。（　　）

（3）最大呼吸運動で、できるだけ早く呼出しうる呼出量を努力肺活量という。（　　）

（4）分時肺胞換気量は、分時換気量より少ない。（　　）

（5）動脈血酸素分圧は肺胞内酸素分圧に等しい。（　　）

（6）動脈血酸素分圧の上昇は呼吸を促進する。（　　）

（7）動脈血pHの上昇により呼吸数は抑制される。（　　）

（8）安静時の呼吸において、吸気時は胸腔内は陽圧である。（　　）

消化管の構造と機能①
口～胃

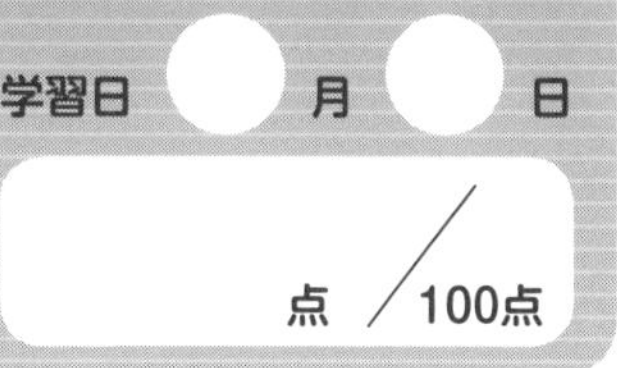

1 咀嚼についての文章を読み、つぎの設問に答えなさい。

歯の露出した部分は［ ① ］、歯槽内に埋もれた部分は［ ② ］とよばれる。［ ① ］の表層は人体で最も硬い［ ③ ］質からなり、嚥下しやすくするために食物をかみ砕いたりすりつぶしたりする。生後6カ月を過ぎたころから生え始める乳歯は［ ④ ］本、入れ替わりで生える永久歯は一般的に親知らずとも呼ばれる第3大臼歯も含め［ ⑤ ］本である。

口腔内には唾液腺が開口し、咀嚼の刺激によって唾液の分泌も促進される。分泌された唾液を食物と混ぜ合わせることにより滑らかになり、食物が飲み込みやすくなるのである。

（1）空欄①～⑤にあてはまる語句や数字を書きなさい。 ［各3点・合計15点］

①		②		③		④		⑤	

（2）三大唾液腺とよばれる唾液腺の名称を3つ書きなさい。 ［1つにつき4点・合計12点］

① [ ] ② [ ] ③ [ ]

（3）食物を滑らかにして飲み込みやすくする以外に唾液の作用を2つ書きなさい。 ［1つにつき3点・合計6点］

① [ ] ② [ ]

2 食道と嚥下についての文章を読み、つぎの設問に答えなさい。

食道は咽頭から胃までをつなぐ消化管の一部で、途中3箇所の［ ① ］部がある。食物が口腔から胃に入るまでの流れを嚥下という。

咽頭に送り込まれてからの嚥下運動は不随意で行われ、㋐食物は自動的に食道から胃へ向かう。このとき、㋑食物が鼻腔へ逆流したり、気管へ誤嚥するのを防ぐ機能も自動的にはたらく。

（1）①にあてはまる語句を書きなさい。 ［4点］

（2）下線㋐のように食物を胃へ移送するために食道がうごめくような運動を何というか。 ［4点］

（3）下線㋑の機能をもつふたのような役割を果たす小器官の名称を書きなさい。 ［各3点・合計6点］

鼻腔への逆流を防止する器官 [ ]

気管への誤嚥を防止する器官 [ ]

3 胃の機能についての文章を読み、つぎの設問に答えなさい。

食道から続く袋状の器官が胃で、小腸へとつながる部位である。胃に入った食物は胃液による消化作用を受け、どろどろの状態に溶かされて小腸へと向かうため、小腸での栄養吸収が行いやすくなる。また胃ではガストリンというホルモンや内因子とよばれるタンパク質も分泌される。

分泌液・成分	分泌する細胞	おもな作用
ペプシノゲン	①	・活性化して ② 分解酵素である ③ になる
④	壁細胞（傍細胞）	・食物を強い酸により溶かす ・ペプシノゲンを活性化させる ・酸による殺菌作用
粘液	副細胞	・ ア ・食物を滑らかにして食物の移送を助ける。

（1）表の空欄①～④にあてはまる語句を書きなさい。　[各3点・合計12点]

①		②		③		④	

（2）**ア**に入る作用を書きなさい。　[6点]

（3）消化管ホルモンであるガストリンの作用を書きなさい。　[6点]

（4）内因子が不足すると悪性貧血を招くのはなぜか。その理由を書きなさい。　[8点]

4 つぎの説明を読み、正しいものには○、誤っているものには×を書きなさい。　[各3点・合計21点]

（1）第3大臼歯（智歯）は20歳ごろ萌出することが多い。　（　　）

（2）舌の運動は三叉神経によって支配される。　（　　）

（3）食道の粘膜上皮は単層扁平上皮である。　（　　）

（4）食道のうち上部は骨格筋からなる。　（　　）

（5）食道から続く胃の入口を幽門という。　（　　）

（6）食道にも括約筋が存在する。　（　　）

（7）迷走神経の興奮により胃液の分泌は促進される。　（　　）

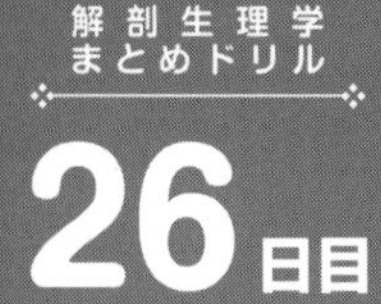

消化管の構造と機能②
小腸・大腸

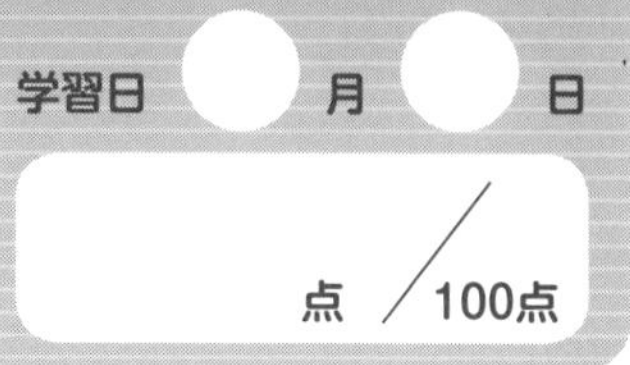

1 小腸について、つぎの設問に答えなさい。

（1）小腸をさらに3つの部位に分類したとき、起始部から順に名称を書きなさい。 ［各2点・合計6点］

①　　　　②　　　　③

（2）小腸の起始部ではアルカリ性の粘液が分泌される。分泌する腺の名称と粘液の作用を書きなさい。 ［6点］

名称［　　　　］

作用［　　　　］

（3）小腸の起始部と2番目の部位の間にある筋性の組織を［　　　　］靭帯という。 ［2点］

（4）小腸で分泌されるセクレチンというホルモンの作用を述べなさい。 ［8点］

（5）小腸の内壁は無数のヒダで覆われている。その理由を簡潔に説明しなさい。 ［8点］

2 大腸について、つぎの設問に答えなさい。

（1）下記の表は左から順に大腸の部位を示したものである。空欄①～⑥にあてはまる語句を書きなさい。 ［各2点・合計12点］

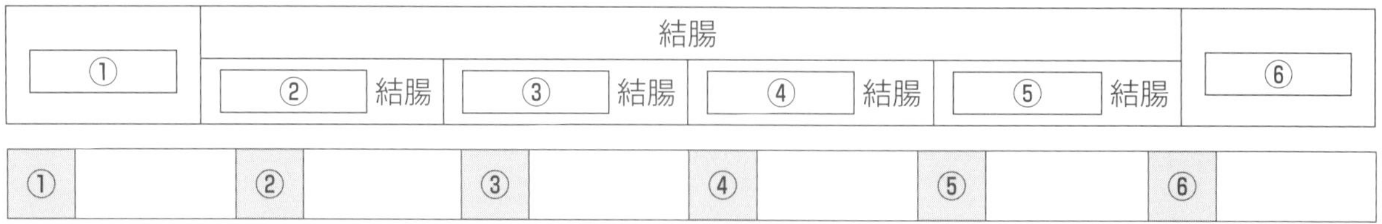

①	結腸				⑥
	② 結腸	③ 結腸	④ 結腸	⑤ 結腸	

①		②		③		④		⑤		⑥	

（2）小腸と①の接続部には弁がある。その弁の名称を書きなさい。 ［2点］

（3）大腸のおもなはたらきを書きなさい。 ［8点］

3 排便のメカニズムについての文章を読み、つぎの設問に答えなさい。

食道、胃、小腸と運ばれてきた食塊は、通常、食後［ ① ］時間ほどで大腸に入り、食後［ ② ］時間ほどで大腸の最後部に到達する。最後部に貯留した食物残渣（ざんさ）＝便は、［ ③ ］時間ほどで肛門から排泄される。

肛門にある肛門括約筋は、［ ④ ］筋である内肛門括約筋と［ ⑤ ］筋である外肛門括約筋からなる。排便時には努責（いきむこと）することによって腹腔内圧を上げ、便を肛門から押し出す。このとき大腸の最後部が［ ⑥ ］すると同時に反射的に内肛門括約筋が［ ⑦ ］し、ついで外肛門括約筋を［ ⑧ ］させることで便の通行が可能になる。

（1）空欄①～⑧にあてはまる語句を選択肢**ア～シ**より選び、記号を書きなさい。※重複可

［各2点・合計16点］

選択肢	
	ア. 30分～1　**イ**. 1～2　**ウ**. 4～6　**エ**. 8～10　**オ**. 12　**カ**. 18
	キ. 24～48　**ク**. 72　**ケ**. 随意　**コ**. 不随意　**サ**. 弛緩　**シ**. 収縮

①		②		③		④	
⑤		⑥		⑦		⑧	

（2）臥位において排便が困難になる理由を述べなさい。　［8点］

（3）交通事故などで脊髄を損傷した患者に排便障害が起こるのはなぜか。その理由を述べなさい。

［8点］

4 つぎの説明を読み、正しいものには○、誤っているものには×を書きなさい。　［各2点・合計16点］

（1）小腸の内容物は、分節運動により大腸に移送される。　（　　）

（2）小腸からはグルコースがそのまま吸収される。　（　　）

（3）小腸では起始部以外では栄養素の吸収は行われない。　（　　）

（4）大腸液には消化酵素が含まれている。　（　　）

（5）大腸の蠕動運動が低下すると下痢になる。　（　　）

（6）食物に含まれる水分は、大腸よりも小腸で多く吸収される。　（　　）

（7）コレシストキニンは胃酸の分泌を促進する。　（　　）

（8）結腸ヒモは外縦走筋からなる。　（　　）

肝臓・胆嚢・膵臓の構造と機能

学習日　　月　　日

点 ／100点

1 つぎの説明を読み、空欄にあてはまる語句を書きなさい。

［各3点・合計30点］

（1）肝臓の下面にあり、肝動脈などが出入りする部分を［　　　　　　　］という。

（2）肝臓の右葉と左葉を分ける膜を［　　　　　　　］という。

（3）肝臓はおよそ50万個の肝細胞からなる［　　　　　　　］が無数に集まって形成される。

（4）肝細胞の間を走る毛細血管を［　　　　　　　］という。

（5）総肝管と胆嚢管が合流して［　　　　　　　］となる。

（6）［　　　　　　　］は肝臓の分解酵素によりアセトアルデヒドに分解される。

（7）アンモニアは肝臓で［　　　　　　　］につくり替えられ、腎臓へと送られる。

（8）赤血球中の［　　　　　　　］が分解されビリルビンが生成させる。

（9）膵臓を3つの部位に分けたとき、一番左側の部分を［　　　　　　　］という。

（10）膵液は弱［　　　　　　　］性の液体である。

2 肝臓・胆嚢のおもなはたらきについての文章を読み、つぎの設問に答えなさい。

肝臓は上腹部のやや［①］寄りに位置し、成人でおよそ［②］gにもなる大きな器官である。肝臓は500以上ものはたらきをもち、人体の化学工場ともよばれる。代表的な機能として、血糖値の調節や胆汁の生成、解毒作用などがある。またフィブリノゲン、［③］などの凝固因子や、pHの維持に必要な［④］などのタンパク質を合成するのも肝臓のはたらきである。多くの血液を必要とする肝臓には肝動脈からの動脈血と門脈からの静脈血が供給される。肝臓の異常により門脈の血流が停滞し、門脈圧が亢進することで現れる症状を門脈圧亢進症という。

胆嚢は肝臓の［⑤］葉の下側に位置し、胆汁を一時的に貯蔵・濃縮し、必要時に［⑥］へ注ぐ。肝臓の異常や胆道の閉塞などが起こり、胆汁が血中に放出されると眼球の白目部分や皮膚が黄色を呈する症状が現れる。

（1）空欄①～⑥にあてはまる語句を**ア**～**ソ**より選び、記号を書きなさい。※重複可

［各2点・合計12点］

選択肢	
	ア. 500　**イ**. 800　**ウ**. 1200　**エ**. 右　**オ**. 左　**カ**. プロトロンビン
	キ. アルブミン　**ク**. 血小板　**ケ**. ケトン体　**コ**. 胃　**サ**. 十二指腸　**シ**. 空腸
	ス. 回腸　**セ**. 大腸　**ソ**. 腎臓

①		②		③		④		⑤		⑥	

（2）肝臓はどのようにして血糖値の調節を行うか、簡潔に説明しなさい。 ［8点］

（3）肝臓で生成される胆汁の作用とは何か、簡潔に説明しなさい。 ［8点］

（4）門脈圧亢進症において身体に出現する症状を3つ挙げなさい。 ［各2点・合計6点］

①

②

③

（5）過剰な胆汁色素（ビリルビン）により、眼球や皮膚が黄色くなる症状を何というか。 ［4点］

3 **膵臓の構造と機能についての文章を読み、つぎの設問に答えなさい。**

膵臓は［ ① ］の裏側に位置し、右側は［ ② ］、左側は［ ③ ］に接する。成人では長さ［ ④ ］cmほど、重さ［ ⑤ ］gほどの器官である。膵臓の内部を流れる膵管は、主膵管と副膵管に分岐し、それぞれ［ ② ］へ開口して膵液を注ぐ。そのうち主膵管は［ ② ］に開口する直前で［ ⑥ ］と合流する。

膵臓は、三大栄養素を分解する強い消化作用をもつ膵液を分泌する外分泌腺のはたらきと、グルカゴン、インスリン、ソマトスタチンなどのホルモンを分泌する内分泌腺の役割をもつ。

（1）空欄①～⑥にあてはまる語句を**ア**～**チ**より選び、記号を書きなさい。※重複不可

［各2点・合計12点］

選択肢	
	ア. 肝臓　**イ**. 肺　**ウ**. 胃　**エ**. 十二指腸　**オ**. 右腎　**カ**. 左腎　**キ**. 脾臓
	ク. 門脈　**ケ**. 総肝管　**コ**. 総胆管　**サ**. 胆嚢管　**シ**. 15　**ス**. 30
	セ. 70　**ソ**. 150　**タ**. 500　**チ**. 1200

①		②		③		④		⑤		⑥	

（2）主膵管が②に開口する部分を何というか。 ［4点］

（3）(2) の開口部で栓の役割をはたす筋を何というか。 ［4点］

（4）膵液に含まれるリパーゼの作用を述べなさい。 ［8点］

（5）膵臓において内分泌機能を担う部分をなす組織を何というか。 ［4点］

泌尿器の構造と機能

学習日　月　日

点 /100点

1 腎臓・尿路の構造についての文章を読み、つぎの設問に答えなさい。

左右１対の腎臓は成人でそれぞれ縦10cm、幅5cm、重さ［ ア ］gほどの比較的小さな器官である。右腎・左腎はそれぞれ脊柱の両側にあるが、［ ① ］は［ ② ］よりも若干下に位置する。

それぞれの腎臓はそら豆のように片側の中央がくぼんだ形状で、そのくぼんだ部分には腎動脈、腎静脈、リンパ管、神経、［ ③ ］などが接続する。この接続部を［ ④ ］とよぶ。

腎臓の実質でつくられた尿は、腎乳頭を覆う［ ⑤ ］を経て腎盂（腎盤）に集められ、［ ③ ］へと注ぐ。腎臓を出た尿は［ ③ ］によって膀胱へ運ばれて貯えられ、そして［ ⑥ ］を経由して体外へと排出される。膀胱の出口は［ ⑦ ］、体外へと開口する部分は［ ⑧ ］とよばれる。［ ⑥ ］が陰茎の内部を通行する男性と女性では構造に大きな違いがあるのが特徴である。腎臓でつくられた尿を輸送し、体外へと排出するための通り道を尿路という。

（１）①～⑧の空欄にあてはまる語句を書きなさい。　［各２点・合計16点］

①		②		③		④	
⑤		⑥		⑦		⑧	

（２）**ア**にあてはまる数字も最も近いものはつぎのうちどれか。　［4点］

①60　②130　③250　④500　（　　　）

（３）男性に比べ、女性の方が尿路感染を起こしやすいのは、下線のような構造の違いが関係する。その理由を述べなさい。　［8点］

2 尿の生成についての文章を読み、つぎの設問に答えなさい。

腎臓の表層である皮質を流れる動脈から枝分れした毛細血管は、まとまって［ ① ］という球状の塊を形成する。その内部を流れる血液が濾過され、血球やタンパク質など血管を透過できない物質以外の血漿成分が血流の圧力によって押し出されたものを原尿という。［ ① ］は、［ ② ］とよばれる袋状器官に包まれており、［ ① ］と［ ② ］を合わせて［ ③ ］という。

さらに［ ③ ］には１本の［ ④ ］が接続し、［ ① ］から浸みだした原尿を集め、腎臓の皮質と髄質を蛇行しながら進む。その際に原尿から水分や必要な物質が再吸収され、残ったものが尿となる。［ ④ ］は［ ③ ］との接続部に近い方から［ ⑤ ］、中間尿細管、［ ⑥ ］、［ ⑦ ］に分類される。このうち、髄質内を蛇行する、［ ⑤ ］の終わり付近から［ ⑥ ］の始まり部分までを［ ⑧ ］とよぶ。輸送された尿は［ ⑦ ］から腎乳頭を経て腎臓の内腔へと流れ込む。

（1）空欄①～⑧にあてはまる語句を書きなさい。　［各2点・合計16点］

①		②		③		④	
⑤		⑥		⑦		⑧	

（2）③と④を合わせて何というか。　［6点］

（3）①の部分で濾過される1分間当たりの液体の容量を何というか。　［6点］

3 腎臓に機能について、つぎの設問に答えなさい。

（1）つぎの文章を読み、空欄①～⑤にあてはまる語句を書きなさい。　［各2点・合計10点］

腎臓から分泌される［　①　］は、血漿中に存在する［　②　］という物質をアンギオテンシンⅠに変化させるはたらきをもつ酵素である。さらにアンギオテンシンⅠは、アンギオテンシン変換酵素によってアンギオテンシンⅡに変化する。アンギオテンシンⅡは、血管平滑筋を［　③　］させる作用と合わせて、副腎皮質ホルモンである［　④　］の分泌を促進する。すなわち［　①　］は、血圧を［　⑤　］させる機構を発動する作用をもつのである。

①		②		③		④		⑤	

（2）腎臓疾患において貧血が引き起こされることが多いのはなぜか説明しなさい。　［10点］

（3）腎臓疾患の患者に骨粗鬆症が多くみられる理由を述べなさい。　［10点］

4 つぎの説明を読み、正しいものには○、誤っているものには×を書きなさい。　［各2点・合計14点］

（1）腎臓は後腹膜器官には含まれない　（　　）

（2）尿細管にはメサンギウム細胞が存在する。　（　　）

（3）成人において1日の尿量が3Lを超えると多尿とされる。　（　　）

（4）排尿時には膀胱壁は弛緩する。　（　　）

（5）BUNは腎機能の指標となる。　（　　）

（6）グルコースは尿細管でほぼ100%再吸収される。　（　　）

（7）クレアチニンは尿細管で大部分が再吸収される。　（　　）

生殖器のしくみと受精・胎児の成長

学習日　月　日

点 ／100点

1 男性生殖器についての文章を読み、つぎの設問に答えなさい。

扁平した球体で、陰嚢内に収まる左右１対の器官が［ ① ］である。その内部には［ ② ］が張り巡らされ、この内部で精子の産生・成熟が行われる。精子は、［ ② ］から精巣輸出管を経て［ ③ ］の内部を下行する１本の［ ③ ］管へと集まり、さらに続く［ ④ ］を移送される。［ ④ ］はその後［ ⑤ ］と名を変えるが、この部分には精嚢からの導管が合流する。［ ⑤ ］は［ ⑥ ］とよばれる栗の実大の器官を貫き、尿道と合流して体外へと開口する。また尿道の後部には［ ⑦ ］とよばれる外分泌腺が存在する。精嚢や［ ⑥ ］、［ ⑦ ］からは弱［ ⑧ ］性の粘液が分泌される。

（1）空欄①～⑧にあてはまる語句を書きなさい。　［各2点・合計16点］

①		②		③		④	
⑤		⑥		⑦		⑧	

（2）①の器官は精子の産生のほかに重要な機能がある。それは何か。　［6点］

（3）精嚢などから分泌される粘液のおもなはたらきを２つ書きなさい。　［1つにつき4点・合計8点］

①　　②

2 女性生殖器についての文章を読み、つぎの設問に答えなさい。

女性生殖器は、体内に位置する卵巣、卵管、子宮と、体外に露出している外性器、および乳腺からなる。卵巣内に数多く存在する［ ① ］の１つが周期的に破れ、中から卵子が放出（排卵）される。排卵された卵子は、触手のような形状の卵管の先端部で受け止められ、卵管を移動して子宮へ向かう。卵管の内腔は、卵子を運ぶために［ ② ］上皮により形成され、その運動と平滑筋のはたらきにより卵子は子宮へと移送される。卵管から続く子宮はナスのような形状をした器官で［ ③ ］と膀胱に挟まれるように位置する。子宮の最も上部を子宮［ ④ ］、膨らんだ部分を子宮体、細くなった部分を子宮頸とよぶ。子宮壁は、粘膜である［ ⑤ ］、子宮筋層、漿膜である［ ⑥ ］の３層からなる。

子宮頸から続く膣は外陰部に開口し、出産時の産道となる。膣の開口部（膣口）の左右には、［ ⑦ ］とよばれる左右一対の外分泌腺があり、性的興奮時には交接の摩擦を軽減する粘液を分泌する。

乳腺は［ ⑧ ］を産生する外分泌腺で、乳房の内部に多数存在する。妊娠すると増殖して［ ⑧ ］を産生し、乳管を経由し、乳頭から分泌する。

（1）空欄①～⑧にあてはまる語句を書きなさい。　［各2点・合計16点］

①		②		③		④	
⑤		⑥		⑦		⑧	

（2）下線の触手状をした卵管の先端部を何というか。 [6点]

（3）③と子宮によって形成される空間で、骨盤腔の最深部を何とよぶか。 [6点]

（4）膣内には乳酸菌の一種が常在する。その名称を書きなさい。 [6点]

3 受精と胎児の成長についての文章を読み、つぎの設問に答えなさい。

卵管膨大部で受精した受精卵は、受精後およそ6～7日で子宮内膜に付着する。受精卵はさらに細胞分裂を繰り返し、8週を過ぎたころから胎児とよばれるようになる。

受精卵が成長し、胎児になるまでの間を胚といい、さらに発育して外胚葉、内胚葉、中胚葉に区別されるようになり、この時期にさまざまな器官の基礎がつくられる。

胎児は臍帯によって胎盤とつながり、母体からの酸素、栄養の供給をうける。胎盤の一部で、胎児を包む卵膜の内部を満たすのが羊水という重要な役割をもつ水分である。子宮内で成長を続けた胎児は、受精後およそ40週（280日）で出産となる。

（1）受精卵が子宮内膜に付着することを何というか。 [6点]

（2）つぎのうち、外胚葉からつくられる器官はどれか。記号を書きなさい。 [6点]

ア．骨　　**イ**．筋　　**ウ**．食道　　**エ**．神経系　　（　　）

（3）羊水のもつ役割を2つ書きなさい。 [1つにつき4点・合計8点]

①

②

4 つぎの説明を読み、正しいものには○、誤っているものには×を書きなさい。 [各2点・合計16点]

（1）陰嚢の内部は体温よりわずかに高い温度に保たれている。（　　）

（2）ライディッヒ細胞は精細胞を補助するはたらきをもつ。（　　）

（3）精子の受精能は12時間ほどである。（　　）

（4）通常、子宮は腹側に前傾している。（　　）

（5）受精が成立しないと卵胞は黄体から白体となる。（　　）

（6）胎盤のうち、胎児に面する側を基底脱落膜という。（　　）

（7）胎盤は妊娠16週頃までには完成する。（　　）

（8）羊水は妊娠10ヶ月頃に最大量となる。（　　）

学習日　　月　　日

点 ／100点

成長と老化

1 **子どもの成長についての文章を読み、つぎの設問に答えなさい。**

小児期は身体的にも精神的にも著しい成長と発育を遂げる。例えば、一般的に生後1歳頃では、体重は出生時のおよそ［ ① ］倍、身長は［ ② ］倍となる。また出生時には［ ③ ］頭身だったのが、2歳頃には［ ④ ］頭身となる。さらに思春期が近づき、十分に脂肪がついて体重が増加すると、［ ⑤ ］から［ ⑥ ］の分泌が増加し、そして［ ⑥ ］は視床下部からの［ ⑦ ］の分泌を刺激する。これにより［ ⑧ ］の分泌が始まり、二次性徴が現れるようになる。二次性徴の出現により思春期の始まりとなる。

（1）空欄①～⑧にあてはまる数字・語句を選択肢ア～ツより選び、記号を書きなさい。※重複不可

［各3点・合計24点］

選択肢	
	ア．1.5　イ．2　ウ．3　エ．4　オ．5　カ．6　キ．7
	ク．ゴナドトロピン　ケ．成長ホルモン　コ．プロラクチン
	サ．ゴナドトロピン放出ホルモン　シ．レプチン　ス．下垂体前葉　セ．下垂体後葉
	ソ．甲状腺　タ．脂肪細胞　チ．精巣　ツ．卵巣

①		②		③		④	
⑤		⑥		⑦		⑧	

（2）男子に特徴的にみられる二次性徴を3つ挙げなさい。［各2点・合計6点］

①　　②　　③

（3）女子に特徴的にみられる二次性徴を3つ挙げなさい。［各2点・合計6点］

①　　②　　③

2 **成長について、正しいものには○、誤っているものには×を書きなさい。** ［各2点・合計12点］

（1）神経細胞は、胎児期にほぼ分裂を完了している。（　　）

（2）成長ホルモンの分泌は、日光を浴びる日中に最も多くなる。（　　）

（3）成長の速度は、全身のどの器官においても一定である。（　　）

（4）出生する頃には、頭位を胸囲が上回るようになる。（　　）

（5）栄養の偏りは、初経の発来に影響を与える。（　　）

（6）親の愛情は、子どもの成長に影響を与える要因である。（　　）

3 老化についての文章を読み、つぎの設問に答えなさい。

老化により、身体の各器官や組織にはさまざまな変化が起こる。循環器系の変化でいえば心拍数は[①]し、その分1回心拍出量は[②]する。さらに収縮期血圧は加齢に伴い[③]し、脈圧は増大する。呼吸器系では、呼吸筋力や胸壁の弾性が[④]するため、肺活量は[⑤]、残気量は[⑥]する。そのほか、消化器系の老化は誤嚥や便秘を引き起こし、泌尿器系の老化は、尿の濃縮能の低下や頻尿、尿失禁の原因ともなる。

（1）空欄①～⑥にあてはまる語句を書きなさい。 [各3点・合計18点]

①		②		③		④		⑤		⑥	

（2）老化により誤嚥が起こりやすくなるのはなぜか。簡潔に説明しなさい。 [6点]

（3）尿失禁を引き起こす原因となる泌尿器の老化を2つ挙げなさい。 [各3点・合計6点]

①

②

4 老化について、正しいものには○、誤っているものには×を書きなさい。 [各2点・合計20点]

（1）老化により、動脈血酸素分圧は低下する。 （　　）

（2）加齢により、骨髄の脂肪量は減少する。 （　　）

（3）加齢による骨粗しょう症は、男性よりも女性で生じやすい。 （　　）

（4）精子の産生は、70歳を過ぎると急激に減少する。 （　　）

（5）加齢に伴い、メラトニン分泌は増加する。 （　　）

（6）老年期では、左心室壁が萎縮し、薄くなる。 （　　）

（7）加齢に伴い、コルチゾールの分泌量は減少する。 （　　）

（8）老化は性格の変化をもたらすことがある。 （　　）

（9）老年期においても赤血球の数に変化はない。 （　　）

（10）加齢変化として、T細胞数の減少が起こる。 （　　）

1回たった5分の小テストで解剖生理学を総復習！
テストに必要な知識とスピードを養うドリルテキスト

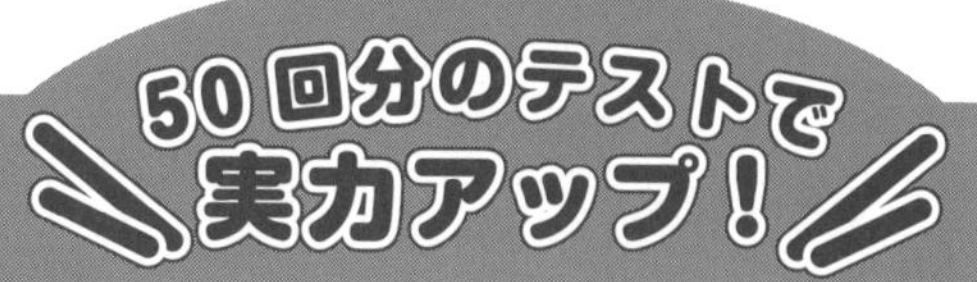

毎日コツコツ スピードトレーニング〈看護学生のための5分間テスト〉

解剖生理学レベルアップテスト50

監修　三井由香（長野保健医療大学講師）　編集　SENKOSHAメディカルドリル編集部

本体1,300円＋税　B5判／ 104頁＋別冊解答集48頁
ISBN978-4-906852-25-3

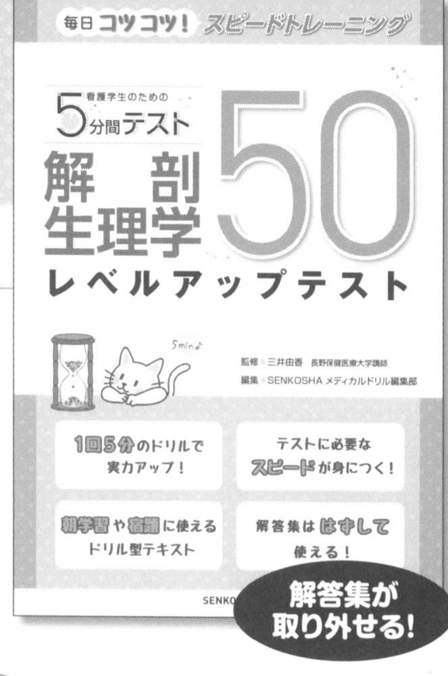

50回分の小テストで解剖生理学の知識を総復習するドリル教材。解剖生理学に関する知識をテストで総復習しながら苦手な領域や項目を知ることができる上、5分間という限られた中でいかに速く、正確に解くことができるかという、試験に必要なスキルをトレーニングすることができます。解答集は取り外して使える別冊になっているので、効率的かつ効果的な学習ができます。日々の小テストのほか、宿題、休み期間中の課題学習などとして活用していただける教材です。

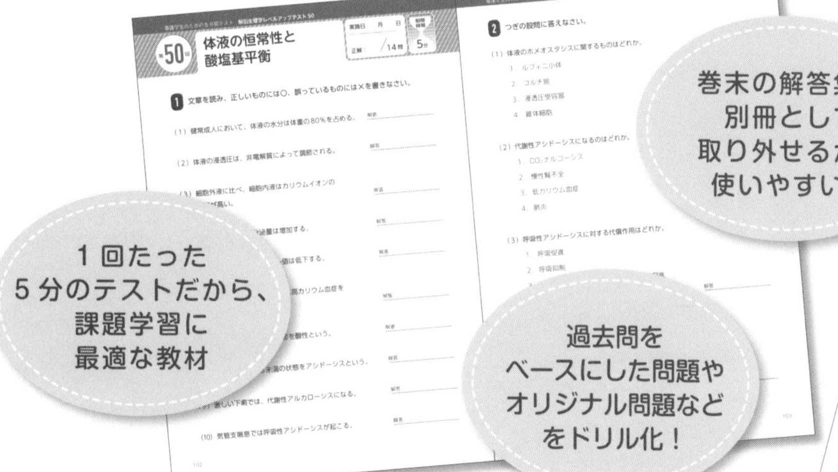

CONTENTS

第1回　人体の基礎知識
第2回　細胞の構造と細胞小器官
第3回　細胞の分裂と遺伝
第4回　組織のしくみと分類
第5回　骨の構造と機能
第6回　全身のおもな骨①
第7回　全身のおもな骨②
第8回　関節の構造と機能
第9回　筋の構造と機能
第10回　おもな骨格筋
第11回　神経細胞と神経伝達物質
第12回　中枢神経の構造と機能①
第13回　中枢神経の構造と機能②
第14回　大脳の構造と機能
第15回　脳神経と脊髄神経①
第16回　脳神経と脊髄神経②
第17回　自律神経
第18回　感覚器①体性感覚と内臓感覚
第19回　感覚器②特殊感覚
第20回　皮膚の構造と機能
第21回　ホルモンと内分泌器官
第22回　ホルモンの作用
第23回　ホルモンの作用と身体の変化
第24回　血液のしくみとはたらき
第25回　血管系の構造と機能
第26回　全身の血管
第27回　リンパ系
第28回　心臓のしくみとはたらき
第29回　心臓の機能と循環動態
第30回　呼吸器のしくみ
第31回　呼吸器のはたらき
第32回　呼吸のメカニズムと変化
第33回　生体防御機構のしくみ
第34回　免疫細胞と抗体のはたらき
第35回　口腔・咽頭・食道のしくみとはたらき
第36回　胃のしくみとはたらき
第37回　小腸のしくみとはたらき
第38回　大腸・肛門のしくみとはたらき
第39回　肝臓・胆嚢・膵臓のしくみとはたらき
第40回　栄養の消化と吸収
第41回　泌尿器のしくみとはたらき
第42回　腎臓と尿の生成
第43回　尿の性状と排尿
第44回　男性生殖器のしくみとはたらき
第45回　女性生殖器のしくみとはたらき
第46回　妊娠の成立と身体の変化
第47回　ヒトの成長
第48回　ヒトの老化
第49回　ホメオスタシス
第50回　体液の恒常性と酸塩基平衡

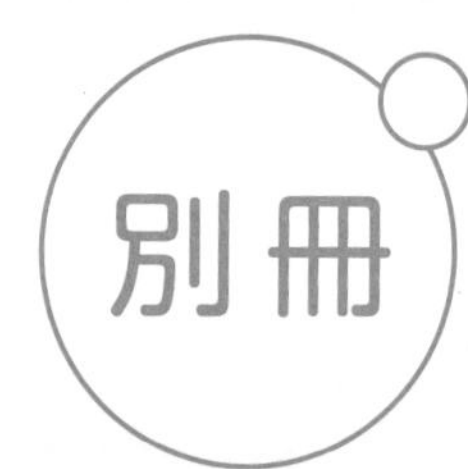

メディカル・ホームワーク

30日間速習　進級までにやっておきたい！

解剖生理学まとめドリル

―人体の基本を総チェック―

第2版

解答と解説

監　修　安谷屋 均　前・沖縄県立看護大学教授
編　集　SENKOSHA メディカルドリル編集部

SENKOSHA

メディカル・ホームワーク

進級までにやっておきたい！

解剖生理学 まとめドリル
―人体の基本を総チェック― 第2版

別冊 解答と解説

監修 | 安谷屋 均●Hitoshi Adaniya 前・沖縄県立看護大学教授

CONTENTS

1日目 細胞の構造と機能……3
2日目 骨の構造と機能……4
3日目 全身のおもな骨①（頭部・体幹・上肢の骨格）……5
4日目 全身のおもな骨②（下肢の骨格・関節）……6
5日目 筋の構造と機能……8
6日目 おもな骨格筋……9
7日目 神経細胞のしくみと情報の伝達……11
8日目 脳と脊髄……12
9日目 大脳の構造と機能……13
10日目 末梢神経の機能……14
11日目 感覚器① 体性感覚と内臓感覚……16
12日目 感覚器② 特殊感覚……17
13日目 内分泌系① 下垂体・甲状腺・副甲状腺……19
14日目 内分泌系② 膵臓・副腎・性腺……21
15日目 体液の成分と機能……22
16日目 身体の恒常性……24
17日目 体液循環……26
18日目 体液の異常と酸塩基平衡……28
19日目 血管の構造とおもな動脈・静脈……29
20日目 心臓の構造と機能……31
21日目 リンパ系……33
22日目 免疫のしくみ……34
23日目 呼吸器の構造と機能……36
24日目 呼吸のメカニズム……37
25日目 消化管の構造と機能① 口～胃……39
26日目 消化管の構造と機能② 小腸・大腸……40
27日目 肝臓・胆嚢・膵臓の構造と機能……42
28日目 泌尿器の構造と機能……43
29日目 生殖器のしくみと受精・胎児の成長……45
30日目 成長と老化……47

本書の解答・解説の内容は、さまざまなテキストの見解や国家試験等の正答などを元にしておりますが、文献等によって数値や基準値、根拠などに違いがみられる場合もございます。疑問点などはその都度確認してください。なるべく共通した概念や新しい考え方などを収載すべく最善の努力をいたしておりますが、本書の記載内容における損害や事故などにつきましては、監修者、出版社はその責を負いかねますのでご了承ください。

1
日目

細胞の構造と機能

1

（1）①細胞膜（形質膜）
②核
③最小
④組織
⑤器官

解説 細胞は英語で「cell（セル）」といいます。これはギリシャ語で「小さな部屋」を意味する言葉で、その名の通り、膜構造によって外部と遮断されている小部屋構造をもつものが細胞です。植物細胞や細菌などは細胞膜の外側に細胞壁という構造をもちます。遺伝情報をもち、それを複製して自ら増殖することができるという点も細胞の特徴です。多くの器官が組み合わさり、個体が形成されています。

（2）細胞内液

解説 細胞の外に存在する液体が細胞外液です。

（3）①カ（ゴルジ体）
②ア（ミトコンドリア）
③ク（リボソーム）
④ケ（中心体）
⑤キ（リソソーム）

2

（1）①DNA（デオキシリボ核酸）
②ヒストン
③染色体
④細胞質

（2）有糸分裂

解説 染色体とそれを引っ張り分離させる糸状の構造物（紡錘糸(ぼうすいし)）がみられるため、有糸(ゆうし)分裂とよばれます。

（3）解答例 細胞分裂の際に遺伝子の本体であるDNAの2本鎖のうちの1本がほどけ、mRNA（メッセンジャーRNA）がつくられるとき、DNAのもつタンパク質の情報（遺伝情報）がmRNAに写し取られること。

（4）解答例 DNAの遺伝情報を写し取ったmRNAが核の外に出て、その情報をもとにアミノ酸がつながり、タンパク質が合成されること。

3

（1）ウ（円柱上皮）

解説 吸収や分泌の機能を有する細胞からなるのが円柱上皮です。

（2）エ（移行上皮）

解説 移行上皮は泌尿器特有の上皮組織です。

（3）イ（重層扁平上皮）

解説 食物の咀嚼や嚥下など、物理的な刺激が強い食道や口腔粘膜は重層扁平上皮(じゅうそうへんぺいじょうひ)からなります。

（4）イ（卵管の内腔）

解説 線毛上皮のはたらきにより、卵子が卵管を移動することができます。気管や気管支の内壁も線毛上皮により覆われ、気道に侵入した異物の輸送・排出に機能します。

（5）エ（肺胞の内壁）

解説 小腸は単層円柱上皮、卵管は線毛上皮、食道は重層扁平上皮からなります。

（6）イ（臍帯）

解説 膠様組織は透明で粘液質に富む組織で、器官や組織同士を結び付けるはたらきをもつ結合組織の一種です。リンパ節や脾臓、骨髄などでみられるのは細網組織です。

(7) ア（耳介）
解説 椎間板、恥骨結合、関節半月などは線維軟骨からなります。

4

(1) ×
解説 ヒトを構成する細胞は200種類以上にも上り、その数は長い間60兆個ほどといわれていましたが、最近の研究では37兆個ほどであるという報告があります。いずれにしてもヒトは、膨大な数の細胞からなる多細胞生物です。

(2) ×
解説 核をもつ細胞は真核細胞、核をもたない細胞は原核細胞（細菌など）とよばれます。

(3) ×
解説 分裂・増殖した細胞が集まり構成されるのが組織であり、器官です。したがってどの器官でも同じ遺伝情報をもちます。

(4) ○
解説 動物でも植物でもDNAを構成する塩基の種類（A:アデニン、T:チミン、G:グアニン、C:シトニン）は同じですが、配列が異なります。

(5) ×
解説 RNAは1本鎖構造です。2本鎖構造をもつのはDNAです。

2日目 骨の構造と機能

1

(1) ①ウ（200）
②ケ（緻密質）
③コ（海綿質）
④カ（骨髄）
⑤オ（骨膜）
⑥ス（ハバース管）

(2) 解答例 骨髄に存在する造血細胞により血球を産生する（造血能）。

(3) 解答例 無数の空洞をもつことにより衝撃を分散させることができる（骨の強度が増す）。
解説 海綿質の小腔は骨髄で満たされています。

(4) 解答例 骨に酸素や栄養を供給するための血管の通り道となる。
解説 管の内部を血管が走行することで骨に酸素や栄養を供給します。

2

(1) ○
解説 骨膜は豊富な血管や神経、骨の形成に関与する細胞を有し、骨の形成や修復に重要なはたらきをもちます。

(2) ○
解説 脂肪化した骨髄は造血能を失い、赤色から黄色になります（黄色骨髄ともいいます）。

(3) ×

解説 結合組織が骨化したものが付加骨（ふかこつ）、軟骨が骨に置き換わったものが置換骨（ちかんこつ）です。骨の多くは置換骨です。

(4) ○

解説 体内に存在するリンの80%ほどは骨に貯蔵され、骨や歯の形成に作用します。

(5) ○

解説 体内のおよそ99%のカルシウムは骨に貯蔵され、不足すると血液中に放出されます。

3

(1) 骨芽

(2) 解答例 破骨（はこつ）細胞により骨が分解され、貯蔵されているカルシウムが血中へと放出されること。

(3) パラソルモン（パラトルモン）

(4) カルシトニン

解説 甲状腺の傍濾胞（ぼうろぼう）細胞から分泌されるカルシトニンは骨吸収を抑制し、血中カルシウム濃度を低下させるはたらきをもちます。

4

(1) 解答例 新しい骨を造りだす骨芽（こつが）細胞の機能が著しく低下し、古くなった骨を分解・処理する破骨細胞の機能の方が勝ることで、骨の新陳代謝のバランスが崩れ、骨から過剰にカルシウムが放出されて骨の強度が低下してもろくなる。

(2) 解答例 破骨細胞のはたらき（骨吸収）を抑制する作用をもつエストロゲン（卵胞ホルモン）の分泌が急激に減少し、その結果、エストロゲンに抑制を受けていた破骨細胞が活性化することで骨吸収が進み、骨のカルシウムが血中に過剰に放出されて骨の強度が低下するから。

(3) 解答例 カルシウムの摂取／ビタミンDの摂取／ビタミンKの摂取／タンパク質の摂取／適度な運動／日光浴　などから3つ

解説 カルシウムのほか、小腸でのカルシウム吸収を促進するビタミンDの摂取は骨粗鬆症の予防に効果的です。日光（紫外線）にあたることで皮膚がビタミンDを合成します。骨に含まれるタンパク質を活性化し、骨の形成を促進するビタミンKは、骨粗鬆症の治療薬としても用いられます。タンパク質は骨の構成に関与します。

3日目 全身のおもな骨①（頭部・体幹・上肢の骨格）

1

(1) ①ウ（15）
②オ（23）
③カ（矢状）
④ケ（冠状）
⑤シ（副鼻腔）

(2) ①蝶形骨（ちょうけいこつ）
②前頭骨（ぜんとうこつ）
③篩骨（しこつ）（順不同）

(3) 大泉門

解説 大泉門は生後、通常1歳半から2歳頃までに閉鎖し、冠状縫合として残ります。

2

①椎骨

②7
③12
④5
⑤仙骨（仙椎）
⑥尾骨（尾椎）
⑦棘（きょく）
⑧横（おう）
⑨椎孔
⑩脊髄

解説 仙骨は5個の椎骨（仙椎）が癒合し、尾骨は3～5個（個人差があります）の椎骨（尾椎）が癒合しています。

3

（1）①下顎骨（かがくこつ）
②鎖骨（さこつ）
③肩甲骨（けんこうこつ）
④上腕骨
⑤橈骨（とうこつ）
⑥尺骨（しゃくこつ）
⑦胸骨
⑧肋骨

（2）胸郭

解説 胸郭はかご状の空間をつくり、内部に肺や心臓、気管、食道などを収めて保護します。

（3）真肋（しんろく）

解説 胸骨と連結しない、あるいは間接的に連結する第8～12肋骨は仮肋といいます。

4

（1）×

解説 嗅神経は篩骨の内部を通行します。

（2）×

解説 顎関節は下顎骨と側頭骨で構成されます。

（3）○

解説 首を回転させるための軸となるはたらきをもつことから軸椎とよばれます。第1頸椎は第2頸椎を軸として回転することから、環椎とよばれます。

（4）×

解説 最も荷重のかかる腰椎にあります。

（5）×

解説 頸部と腰部で前彎（前方に弯曲）し、胸部で後彎しています。

（6）○

解説 烏口突起は肩甲骨の前側にみられ、肩関節窩の上部に位置しています。

（7）×

解説 胸骨は胸骨柄、胸骨体、剣状突起の3部からなります。

（8）○

解説 舟状骨、月状骨、三角骨、豆状骨、有鉤骨、有頭骨、小菱形骨、大菱形骨の8個が手根骨で、手首部分を構成します。

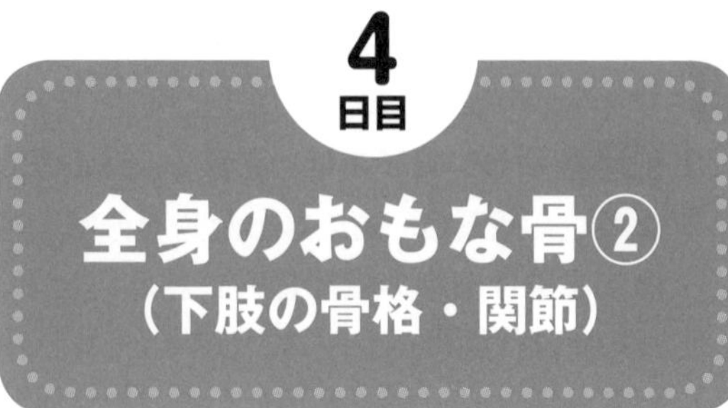

1

（1）①腸骨（ちょうこつ）
②恥骨（ちこつ）
③坐骨（ざこつ）
④大腿骨（だいたいこつ）
⑤脛骨（けいこつ）

⑥腓骨（ひこつ）

(2) 寛骨（かんこつ）

(3) 骨盤

(4) 解答例 出産の機能をもつ女性では、男性に比べ横幅が広く、開口部は扁平した円筒形で、空洞（骨盤腔）も広い。

解説 出産の際に胎児が通過しやすいように、女性の骨盤の開口部（小骨盤の入口）は大きく、丸みを帯びています。また骨盤を正面からみたときには、左右の恥骨でつくられるすき間の角度（恥骨下角）が男性に比べ大きいという特徴もあります。

2

①帯
②自由
③大腿
④股（こ）
⑤脛
⑥膝（しつ）
⑦距（きょ）
⑧足

解説 下肢の骨格は体幹と下肢をつなぐ下肢帯（＝寛骨）と、下肢帯と連結して自由に動く自由下肢（大腿骨など）で構成されます。上肢の骨格も同様に、体幹と上肢をつなぐ上肢帯（鎖骨と肩甲骨）と、自由上肢（上腕骨など）で構成されます。

3

(1) ①可動
②不動
③包
④滑
⑤腱
⑥種子骨
⑦膝蓋骨
⑧大腿四頭

(2) ①球関節　（　エ、カ　）
②蝶番関節　（　イ、オ　）
③車軸関節　（　ク　）
④鞍関節　（　キ　）
⑤平面関節　（　ア　）
⑥楕円関節　（　ウ　）

解説 関節は、関節頭が球状で多軸性の球関節、ドアについている金具（蝶番：ちょうばん・ちょうつがい）のように、一方向への運動を担う一軸性の蝶番（ちょうばん）関節、円柱状の関節頭により車輪のような動きをする車軸関節、骨同士の関節面が乗馬で使う鞍（くら）のような形状の鞍（あん）関節、関節面が平面状の平面関節、関節頭が楕円（だえん）球状で二軸性の楕円関節などに分けられます。

(3) 解答例 関節の摩擦を軽減したり、力の方向を変えるはたらきをもつ。

(4) 解答例 関節を覆い保護し、過度の伸展を防止する。

4

(1) ×

解説 距（きょ）骨、踵（しょう）骨、舟状（しゅうじょう）骨、立方骨、内側（ないそく）楔状（けつじょう）骨、中間楔状（ちゅうかんけつじょう）骨、外側楔状（がいそくけつじょう）骨の7個からなります。

(2) ○

解説 内側にあるのが小転子（しょうてんし）で、それぞれ筋の付着部となります。

(3) ○

解説 固定したときに最も日常生活に支障が少ない関節の角度を良肢位（りょうしい）といいます。

(4) ×

解説 膝関節の良肢位は屈曲位10度です。

(5) ○

解説 関節可動域を測るための基本となるのが基本肢位です。

(6) ○

解説 反対につま先を下げ、足首をまっすぐに伸ばす運動を底屈（ていくつ）といいます。

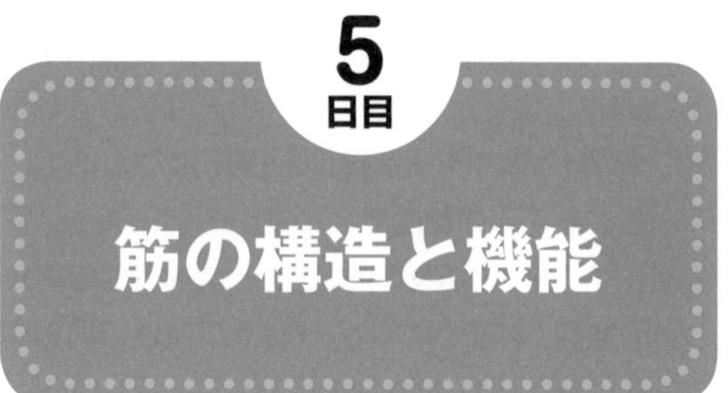

5日目 筋の構造と機能

1

①心筋
②不随意筋
③随意筋
④横紋筋（おうもんきん）
⑤平滑筋（へいかつきん）
⑥筋頭
⑦筋尾
⑧腱（けん）
⑨起始
⑩停止

2

(1) ①ウ（ATP）
②イ（ADP）
③オ（リン酸）
④ケ（ミオシン）
⑤ク（アクチン）
⑥カ（フィラメント）
⑦エ（アセチルコリン）
⑧コ（カルシウムイオン）

解説 神経筋接合部（運動終板ともいいます）は神経細胞同士の接合部であるシナプスと同じような構造です。神経細胞を伝わる電気刺激をアセチルコリンが筋線維へ伝え、筋収縮が発生します。細胞内に多く含まれるカリウムイオンと細胞外に多く存在するナトリウムイオンの濃度差により、細胞内は負（マイナス）、細胞外は正（プラス）という電位差が生じています。電気刺激により、一時的に電位差の逆転現象（脱分極）が起き、電位の変動＝活動電位が発生します。

(2) 死後硬直

(3) 乳酸

解説 乳酸は筋疲労に関与する物質で、酸素の供給が十分であればその発生を抑えることができます。

3

(1) 解答例 互いに相反する運動を担う筋同士のこと。

解説 上腕の屈曲にはたらく上腕二頭筋と伸展にはたらく上腕三頭筋は代表的な拮抗（きっこう）筋です。反対に同じ方向への運動を担う筋同士を協力筋とよびます。

(2) 解答例 ある部分を締めつけることで栓のような役割をする筋のこと。

解説 胃と小腸の接続部にある幽門括約筋、膀胱と尿道の接続部にある膀胱括約筋、肛門をなす肛門括約筋などは、食物や尿、便の通行を調節する栓の役割をもちます。

(3) 解答例 運動神経の末端が筋線維に接続する部位のこと。

解説 神経終末から終板へ向けてアセチルコリンという神経伝達物質が分泌され、これにより神経から筋へと指令が伝達されます。

(4) 解答例 骨格筋に存在する、筋の収縮（伸展度と伸展速度）を感知する受容器のこと。

(5) 解答例 筋を1回刺激することによって1回だけ小さく収縮し、もとに戻る（弛緩する）こと。

解説 繰り返し与えられた刺激によって持続的に大きな収縮が起こることを強縮といいます。

(6) 解答例 筋の両端を固定し、筋の長さを変化させずに行う収縮のこと。

解説 重いものを動かさずに持っているときや動かない壁を押す(または引く)ような状態で起こる収縮が等尺性収縮です。反対に、腕を曲げて重いものをもち上げるときのように、筋の長さを変えて収縮させている状態を等張性収縮とよびます。

4

(1) ×

解説 全身の骨格筋は400個にものぼります。重さは体重の約40%を占めます。

(2) ○

解説 筋に存在する色素タンパク質がミオグロビンで、遅筋には多く含まれるため赤く見え、ミオグロビンの少ない速筋は白く見えます。

(3) ×

解説 遅筋は赤筋ともよばれる赤い色を呈する筋です。白筋とよばれるのは速筋です。

(4) ○

解説 反対に白筋（速筋）は持続的な運動には適さず、瞬発力を必要とする運動に向いています。

(5) ×

解説 素早い運動を要する四肢の筋では白筋（速筋）線維が多くみられます。姿勢を維持したり持続的な力を要する体幹の筋では赤筋（遅筋）線維が多くみられます。

(6) ×

解説 背筋力のように筋の長さを変化させずに起こる収縮は等尺性収縮です。

(7) ×

解説 骨格筋の収縮力は屈曲した状態で最大となります。

(8) ×

解説 骨格筋は体性神経である運動神経の指令を受けて収縮します。

(9) ○

解説 太いフィラメントをなすのがミオシン、細いフィラメントをなすのがアクチンです。アクチンがミオシンに滑り込むことにより筋の収縮が起こります。ミオシンにはATP分解酵素が存在しています。

(10) ×

解説 筋収縮の結果、グリコーゲンは消費されます。

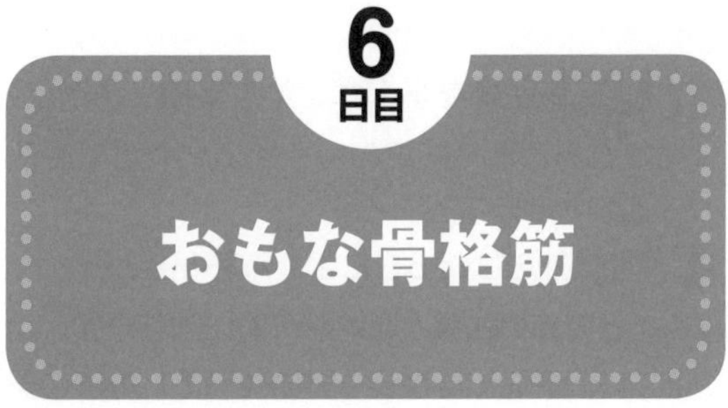

6日目 おもな骨格筋

1

(1) ①側頭筋（そくとうきん）
②咬筋（こうきん）
③外側翼突筋（がいそくよくとつきん）
④内側翼突筋（ないそくよくとつきん）
（順不同）

解説 咀嚼（そしゃく）運動に関与する4つの筋を咀嚼筋といいます。

(2) 解答例 眼輪筋（がんりん）／口輪筋（こうりん）／笑筋（しょう）／頬筋（きょう）／小頬筋（しょうきょう）／鼻筋（び）／皺眉筋（しゅうび）／前頭筋／オトガイ筋　などから4つ
解説 表情筋は顔の表情をつくります。顔面筋ともよばれます。

(3) 起始：[　胸　] 骨と [　鎖　] 骨（順不同）
停止：[　側頭　] 骨
はたらき：[　首を傾けたり回転させる　]
解説 胸骨と鎖骨に起始部をもち、側頭骨の乳様突起に停止することから胸鎖乳突筋とよばれます。首の運動に関与する左右1対の筋で、片側に異常が起こり収縮すると、首が傾いた状態（斜頸）となります。

2

(1) ①三角筋
②上腕二頭筋
③屈曲
④上腕三頭筋

(2) 解答例 上腕の内転や内旋を行なう。

(3) 解答例 肋骨を挙上させたり下制（⇔挙上）させることで胸腔の容積を変化させて呼吸運動を助ける。
解説 肋間筋のはたらきにより胸郭が拡がったり縮むことで肺の拡張と収縮が可能になります。肋間筋には吸息時にはたらく外肋間筋と、呼息の努力呼吸時にはたらく内肋間筋があります。

(4) 僧帽筋
解説 僧帽筋は肩を引き上げたり、後内方に引くはたらきをもちます。

(5) 横隔膜

3

(1) ①エ（腸腰筋）
②ア（大殿筋）
③サ（屈曲）
④シ（伸展）
⑤ケ（大腿四頭筋）
⑥オ（ヒラメ筋）
⑦コ（下腿三頭筋）
⑧ク（前脛骨筋）
解説 前脛骨筋が障害されると足関節を背屈させることができずに伸びきった状態（下垂足（かすいそく））になるため、つま先を引きずるような歩き方になります。

(2) アキレス腱または踵骨腱（しょうこつけん）

(3) 膝蓋腱反射
解説 脊髄の内部で起こる脊髄反射のうち、伸筋の筋紡錘からの感覚刺激によって起こるのが伸張反射（伸筋反射）です。その一つが膝蓋腱反射で、膝蓋骨の下部分を軽く叩くと大腿四頭筋が反射的に収縮します。

(4) イ（中殿筋）

4

(1) ○
解説 多くの骨格筋は骨格に付着（停止）しますが、表情筋は皮膚に付着して顔面の皮膚を動かし、表情をつくります。

(2) ×
解説 12本の肋骨の間にある外・内肋間筋は左右11対です。

(3) ○
解説 頸部の前側を覆う筋です。

(4) ○

解説 背部から側腹部を覆う大きな筋で、上腕の内転や内旋に関与します。

(5) ×

解説 縫工筋は大腿部にある筋で、股関節の屈曲や外転、外旋などに関与します。

(6) ○

解説 前腕の回旋運動を行います。

(7) ×

解説 手指の筋は正中神経か尺骨神経の支配を受けます。

7日目 神経細胞のしくみと情報の伝達

1

(1) ①ニューロン
②軸索
③樹状突起
④シナプス

(2) 髄鞘（ミエリン鞘）

(3) 有髄神経線維

解説 軸索が髄鞘により覆われる神経線維を有髄神経線維、髄鞘をもたない神経線維を無髄神経線維といいます。

(4) ランビエ絞輪

(5) 解答例 軸索を伝わる情報の伝達速度を速める。

解説 電気を通さない絶縁体である髄鞘の切れ目がランビエ絞輪です。軸索を伝わる興奮が髄鞘の切れ目であるランビエ絞輪を跳びながら流れる（跳躍伝導）ことで、情報をより迅速に伝えることができるのです。よって髄鞘とランビエ絞輪を有する有髄神経線維の方が、無髄神経線維に比べ、情報の伝達速度が速くなります。

(6) 解答例 電気信号を受けた軸索の先端から神経伝達物質とよばれる化学物質が放出され、その化学物質がつぎの神経細胞へと情報を伝達する。

2

(1) グリア

(2) 解答例 毛細血管につき、血液から受け取った酸素と栄養を神経細胞へ供給し、同時に神経細胞の排出する二酸化炭素などの老廃物を受け取り、血管へと戻す。

(3) 解答例 神経細胞の軸索を覆い、髄鞘を形成することで情報伝達速度を速める。

解説 髄鞘は稀突起膠細胞やシュワン細胞によってつくられます。線毛をもつ上衣細胞は脳脊髄液の循環に関与します。

3

①内（内液）
②外（外液）
③静止電位（または静止膜電位）
④イオンチャネル（またはチャネル）
⑤閾値（いきち）
⑥全か無か

解説 細胞の内外に電位差が生じ、細胞内が負（マイナス）、細胞外が正（プラス）になることを分極といいます。細胞膜に電気刺激が加わるとイオン濃度が逆転し、一時的に電位の逆転現象が起こります。これを脱分極といいます。

4

(1) ○

解説 情報が混乱しないように、神経細胞の軸索を流れる興奮は一方通行で流れます。

(2) ×

解説 よく使われる神経回路が太くなったり、新しいシナプスが形成されるなど、神経回路は変化します。

(3) ○

解説 カテコールという化合物とアミンという化合物からなる物質がカテコールアミンで、ドパミン（ドーパミン）と、ドパミンから変換されるノルアドレナリン、アドレナリンの総称です。

(4) ○

解説 アセチルコリンは運動神経の神経伝達物質であり、神経細胞が筋へ接続する運動神経の末端から放出され、筋に指令を伝えます。

(5) ×

解説 ノルアドレナリンは交感神経の神経伝達物質です。副交感神経の神経伝達物質はアセチルコリンです。

(6) ×

解説 興奮性の神経伝達物質とは、つぎの細胞の活動を興奮させるようにはたらく細胞のことで、グルタミン酸やドパミン（ドーパミン）などがあります。GABA（γ-アミノ酪酸）はつぎの細胞の活動を抑制する抑制性の神経伝達物質です。

(7) ×

解説 グルタミン酸は興奮性の神経伝達物質です。

(8) ×

解説 中脳の黒質という部分をなす神経細胞から分泌されるのがドパミンです。パーキンソン病では黒質の異常によりドパミン（ドーパミン）が分泌されなくなり、ふるえや動作の緩慢、歩行障害などの症状がみられます。

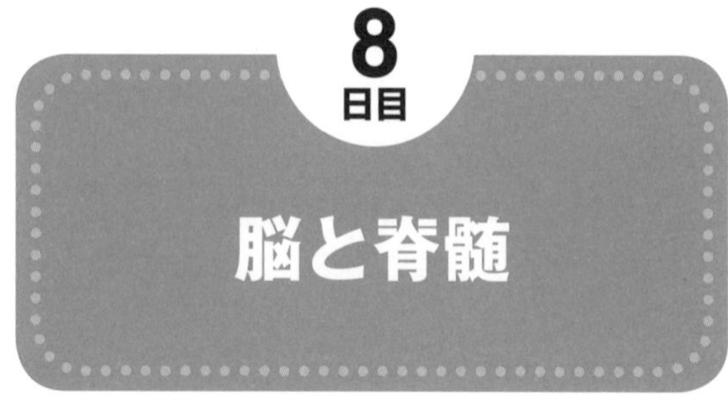

1

(1) ①ク（脈絡叢）
②ウ（400）
③ケ（モンロー孔）
④サ（ルシュカ孔）
⑤シ（静脈）

解説 クモ膜と軟膜の間にあるクモ膜下腔という空間を満たすのが脳脊髄液です。モンロー孔は室間孔ともよばれます。第三脳室と第四脳室の下にある左右の孔をルシュカ孔（外側孔）、中央にある孔をマジャンディ孔（正中孔）といいます。脳脊髄液の大部分はクモ膜顆粒（かりゅう）とよばれる部分で吸収されて静脈に入ります。

(2) ①硬膜
②クモ膜
③軟膜

(3) [脳：頭蓋骨] [脊髄：脊柱（管）]

2

(1) ①中脳
②延髄
③脳幹
④松果体（しょうかたい）
⑤24

⑥サーカディアン（または概日）
⑦錐体（すいたい）
⑧虫部

解説 錐体を通る神経路を錐体路といい、延髄の部分で交差します。

(2) 下垂体

(3) ウ（嚥下・嘔吐）

解説 嚥下・嘔吐の中枢は延髄にあります。

3

(1) ①ア（1～2）
②オ（40～50）
③ク（白質）
④キ（灰白質）
⑤ケ（前角）
⑥コ（後角）
⑦シ（運動）
⑧サ（感覚）

(2) 解答例 頸部には手の運動や感覚に関与する脊髄神経が多く集まり、腰部には足の運動や感覚に関与する脊髄神経が多く集まるため、その部分の脊髄が太くなっている。

解説 あらゆる感覚や緻密で複雑な動きを制御するため、多くの脊髄神経が神経叢を形成して脊髄の頸部と腰部に出入りします。そのためにその部分が他より太くなり、頸膨大・腰膨大とよばれます。

(3) ベル＝マジャンディの法則

解説 ベルとマジャンディという２人の人物により発見された法則です。

(4) 馬尾

解説 脊髄は下端に向かうほど細くなります。脊髄に接続する脊髄神経の束と合わさり、馬の尾のような形状をなすことから馬尾とよばれます。

4

(1) ○

解説 脳は大きく大脳、間脳、脳幹、小脳に分けられます。頭蓋骨の中に収まり、保護されています。

(2) ×

解説 正常な場合、無色透明です。脳出血が起こると血液が混入し赤色となります。

(3) ×

解説 小脳には大脳以上に細かいしわが多くあります。平衡感覚や緻密な運動機能の調節などを行うため、表面積をより広く確保しているのです。

(4) ○

解説 正面から見ると大脳の脚のように見える一対の隆起が大脳脚で、中脳の一部です。大脳脚の内部は錐体路が走行します。

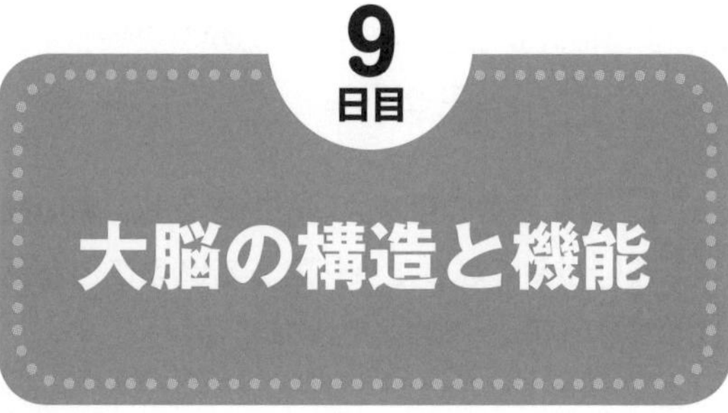

9日目 大脳の構造と機能

1

(1) ①脳溝（のうこう）
②脳回（のうかい）
③大脳縦裂（だいのうじゅうれつ）
④灰白
⑤白
⑥新
⑦扁桃体（へんとうたい）
⑧海馬（かいば）
⑨大脳基底核（または基底核）
⑩レンズ

(2) [ア：中心（ローランド）溝]
[イ：外側（シルビウス）溝]

解説 前頭葉と頭頂葉を分けるのが中心（ローランド）溝、頭部の上側と側頭葉を分けるのが外側（シルビウス）溝です。頭頂葉と後頭葉を分ける溝は頭頂後頭溝とよばれます。

2

(1) ①前頭葉
②頭頂葉
③後頭葉
④側頭葉
⑤前頭葉
⑥側頭葉

(2) ア：ブローカ　イ：ウェルニッケ

(3) 脳機能局在論

解説 この考え方を元に、大脳の場所によって集まり方の違う神経細胞を領域ごとに色分けし、地図のように機能の違いを示したのがブロードマンというドイツの医学者です。

(4) 解答例 言葉の意味は理解できても、言い間違いが多くなったり、思っていることを話せないなど、発語が困難になる。

(5) 解答例 言葉を聞くことはできるが、言葉の意味が理解できなくなるため、話すことはできても言い間違いが多く、意味も伝わらない言葉を話す。

3

(1) ○

解説 言語中枢が存在する方の大脳半球を優位半球、反対側を劣位半球といいます。

(2) ×

解説 52の分野に区分しました。

(3) ×

解説 第4野は運動野で、中心溝の前方（前頭葉）に位置します。

(4) ×

解説 右半身の感覚、運動は左脳で支配され、反対に左半身の感覚、運動は右脳で支配されます。

(5) ○

解説 感覚野と運動野を除いた領域を連合野といいます。感覚を統合して認知、判断、記憶したり、言語や緻密な運動など高度な機能を処理します。

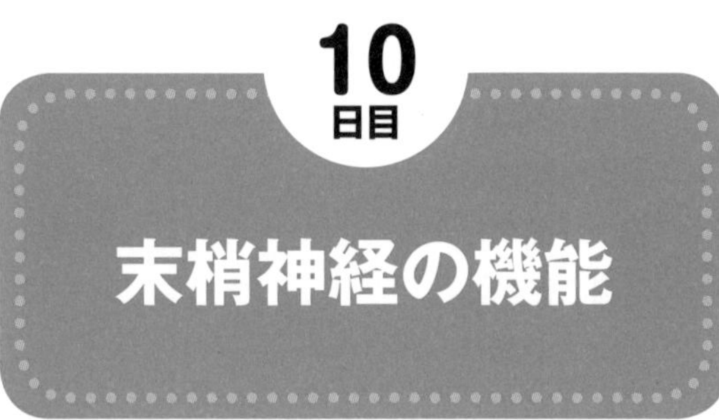

10日目 末梢神経の機能

1

(1) ①嗅（きゅう）
②網（もう）
③動眼（どうがん）
④滑車（かっしゃ）
⑤三叉（さんさ）
⑥外転（がいてん）
⑦顔面（がんめん）
⑧蝸牛（かぎゅう）
⑨前庭（ぜんてい）
⑩舌咽（ぜついん）
⑪迷走（めいそう）
⑫舌下（ぜっか）

(2) 瞳孔の収縮：瞳孔括約筋
水晶体の調節：毛様体筋

解説 虹彩（こうさい）の瞳孔括約筋は瞳孔を小さくし、眼に入る光の量を抑えます。反対に瞳孔を拡げるはたらきをもつのが瞳孔散大筋です。毛様体筋が弛緩することで毛様体から出る毛様体小帯（チン小帯）が緊張し、水晶体が引っ張られて薄くなります。反対に毛様体筋が収縮すると毛様体小帯が弛緩し、水晶体の厚さが増します。

（3）眼神経・上顎神経・下顎神経（順不同）

（4）反回神経
解説 声帯の動きを支配するのが反回神経です。喉頭部の手術等で損傷を受けると嗄声（声がかれること）などの症状が現れます。

（5）胸鎖乳突筋・僧帽筋（順不同）
解説 首の動きを担う胸鎖乳突筋と肩の動きを担う僧帽筋を支配します。副神経に異常が起こると首を回したり、肩を挙げたりする運動ができなくなります。

（6）三叉神経
解説 顔面の随意運動に関与する横紋筋はすべて顔面神経により支配されますが、咀嚼に関与する筋だけは三叉神経の支配を受けます。

2

（1）①8
②12
③5
④5
⑤1
⑥31
⑦前枝
⑧後枝
⑨前枝
⑩胸神経
解説 脊髄から出る脊髄神経が上下の脊髄神経と吻合し形成されるのが神経叢で、頸神経叢、腕神経叢、腰神経叢、仙骨神経叢、陰部神経叢などがあります。胸神経だけは神経叢を形成しません。

（2）正中神経
解説 正中神経は手指の屈曲に関与します。鷲手の原因となるのは尺骨神経です。

（3）橈骨神経
解説 橈骨神経は前腕の伸筋群を支配します。足では下腿の伸筋群や足背を支配する腓骨神経の異常が下垂足を引き起こします。

（4）坐骨神経
解説 坐骨神経の障害は、腰部・臀部の痛みや下肢のしびれ、歩行障害などを引き起こします。

3

（1）×
解説 自律神経は無意識に臓器のはたらきを制御し、循環、呼吸、消化、分泌、排泄などを自動的に調節して生命を維持しています。自律神経は交感神経系と副交感神経系に分けられます。

（2）×
解説 自律神経は緊張時、闘争時にはたらく交感神経と、リラックス時、休息時にはたらく副交感神経に分けられます。

（3）×
解説 発汗は交感神経のはたらきです。皮膚の汗腺には副交感神経は分布しません。

（4）○
解説 反対に副交感神経は、縮瞳を引き起こします。

（5）○
解説 副交感神経がはたらくと心拍は減少し、血圧も低下します。

（6）×
解説 副交感神経の興奮時は、膀胱（排尿筋）が収縮して尿を押し出し、反対に尿道括約筋は弛緩して尿の通行が可能になります。尿道括約筋の収縮は交感神経の緊張時です。

(7) ×
解説 末梢の血管は収縮するため、血圧も上昇します。

(8) ○
解説 緊張時には酸素を多く取り入れようと気管支が拡張します。

(9) × 解説 副交感神経が優位の時には消化管の機能は亢進します。よって唾液や胃液の分泌などが増加します。

(10) ○
解説 皮膚の真皮にある平滑筋が立毛筋で、交感神経の興奮により収縮し、毛を逆立たせます。

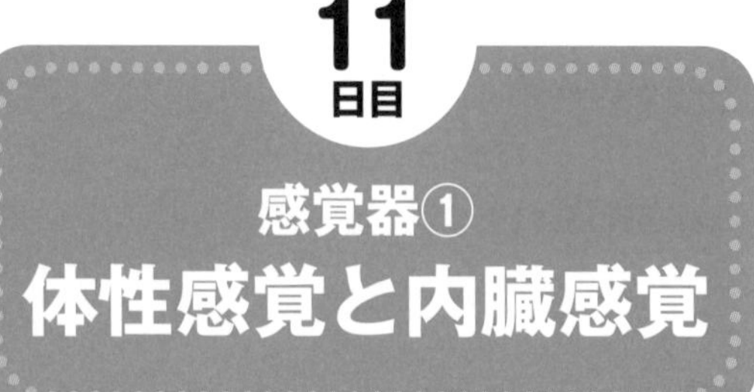

1

(1) ①内蔵痛覚
②臓器感覚
③関連痛
④視床下部

(2) 解答例 体表ではなく、皮膚よりも深部に位置する部分（筋や腱、骨膜など）にある受容器で受ける感覚で、具体的には関節の位置や角度、物の重さ、振動、外部から受ける力などの感覚をいう。

(3) 解答例 筋紡錘／腱器官（腱受容器）／ファーテル-パチニ小体 などから2つ
解説 筋紡錘や腱器官、ファーテル-パチニ小体などは、筋や腱、関節などに存在し、それらの伸縮や屈折状態を感知します。またファーテル-パチニ小体は皮膚にも存在し、圧覚や振動覚にも関与します。皮膚感覚の受容器としては、自由神経終末（感覚神経の末端に形成される受容器）やルフィニ小体（圧覚）、マイスネル小体（触覚）などがあります。

(4) 解答例
・狭心症や心筋梗塞では、左上腕の内側部や左肩に痛みを感じる。
・肝臓疾患では右肩に痛みを感じる。
・膵臓疾患では背中や左肩に痛みを感じる。

解説 以上が関連痛の例として挙げられます。例にある関連痛は「アイスクリーム頭痛」などとよばれることもあります。

2

(1) ①表皮
②真皮
③皮下組織
④角質層
⑤基底層
⑥メラニン

解説 有害な紫外線は皮膚の産生するメラニンにより制限されますが、照射された紫外線からビタミンDを産生するのも皮膚のはたらきです。ビタミンDはカルシウムの吸収に必要な栄養素で、不足すると骨軟化症（幼児・小児ではくる病）を引き起こします。通常の生活において日光を浴びていれば問題ありませんが、長い療養生活などにおいては適度な日光浴も必要となります。

(2) 解答例
・脂肪により外部からの衝撃を和らげる。
・体内の熱の喪失を抑え、体温を一定に保つ。

・エネルギー（脂肪）を蓄える。
など

解説 上層にあたる表皮・真皮と、下層にあたる筋層をつなぐ役割を果たすのも皮下組織です。

3

（1）①小
②エクリン腺
③大
④アポクリン腺

（2）解答例 爪・毛・脂腺・乳腺から3つ

（3）解答例 汗や尿などとは別に、皮膚からの蒸発や呼気により、体内の水分が無意識に喪失すること。

解説 成人で1日におよそ900mlの水分が喪失します。そのうち皮膚からはおよそ600ml／日が蒸発しているとされます。不感蒸泄により体温が一定に維持され、皮膚も適度な湿度が保たれています。

4

（1）×

解説 皮膚の表面は、脂腺より分泌される皮脂により弱酸性に保たれています。酸のはたらきにより病原菌の繁殖を防ぎます。

（2）○

解説 表皮の基底層に存在するマクロファージの一種です。

（3）×

解説 皮膚にある触覚や温・冷覚、痛覚などの受容器は点状に分布します。

（4）○

解説 閾値（いきち）に達しない刺激は感覚として捉えることはできません。

（5）×

解説 ある感覚器を正常に反応させる刺激を適刺激（適当刺激や適合刺激ともいいます）といいます。皮膚では圧力や熱などが適刺激です。

（6）○

解説 体性感覚野は中心後回（中心溝の後部）にあります。中心前回には運動野があります。

12日目 感覚器② 特殊感覚

1

（1）①角膜
②強膜
③網膜
④錐体
⑤杆体
⑥視神経乳頭（円板）
⑦水晶体
⑧硝子体

解説 いわゆる黒目の部分が角膜、白目の部分が強膜です。杆体（かんたい）細胞（杆体）は明暗を感知する細胞で、色覚には関与しません。色覚に関与するのは錐体（すいたい）細胞（錐体）です。視神経乳頭では光を感知できず見ることができないため、ここをマリオットの盲点ともよびます。

（2）脈絡膜・虹彩・毛様体（順不同）

解説 虹彩の中央部分にあく孔が瞳孔です。毛様体（もうようたい）から出る線維状の毛様体小帯が水晶体を引っ張り、支えます。

（3）解答例 厚みが増す。

解説 近くの物を見るときには、水晶体を引っ張って支えている毛様体小帯が緩むことで水晶体の厚みが増し、反対に遠くの物を見るときには毛様体小帯が緊張し、水晶体を外側に引っ張ることで薄くなります。

(4) 白内障

(5) 解答例 加齢によって水晶体の弾力が低下し、また毛様体を動かす毛様体筋も衰えることで遠近調節がしづらくなる。
解説 毛様体筋が衰えることで水晶体の厚みを変化させる機能が低下します。また、加齢によって瞳孔括約筋の筋力が落ちて明暗順応も低下します。

2

(1) ①外耳道
②鼓膜
③蝸牛（かぎゅう）
④前庭
⑤半規管
⑥ラセン器（コルチ器）

(2) ツチ骨・キヌタ骨・アブミ骨（順不同）
解説 人体で最も小さな骨とされるのが3つの耳小骨で、振動を増幅して内耳へと伝達します。

(3) 耳管
解説 中耳の鼓室と咽頭腔をつなぐのが耳管です。風邪などで咽頭が炎症を起こすと耳が聴こえにくくなるのはこのためです。

(4) 解答例
伝音性難聴：音波を内耳へと伝達する役割をもつ外耳と中耳や内耳の一部を伝音器といい、その障害によって音が聴こえにくくなること。
感音性難聴：音波を音として感知するための役割を果たす内耳とそこにつながる末梢神経、中枢神経を感音器といい、それらの障害によって音が聴こえにくくなること。

3

(1) ①味蕾（みらい）
②味孔
③顔面
④舌咽
⑤嗅

(2) 舌下神経（第Ⅻ脳神経）

(3) 順応
解説 反対に痛覚や位置感覚は順応が生じにくい感覚です。

4

(1) ○
解説 瞳孔括約筋が収縮することで瞳孔が小さくなり、眼球に入る光の量を制限します。反対に暗いところでは瞳孔散大筋が収縮して瞳孔を拡張します。これらを対光反射といいます。対光反射は光を当てていない側の瞳孔にも同時に起こります。

(2) ×
解説 非常に近いものをみるときには、焦点を合わせるために両眼が内側を向き、寄り目の状態になります。このとき同時に瞳孔が収縮します。これを輻輳（ふくそう）反射といいます。

(3) ×
解説 毛様体筋は毛様体を形成する平滑筋です。近くの物を見るときには毛様体筋が収縮し、毛様体から出る毛様体小帯が緩むことで水晶体を引っ張る力が弱まり、水晶体が厚くなります。

(4) ×
解説 毛様体で産生され、眼房（角膜と虹彩の間や虹彩と水晶体の間の空間）を満たすのが眼房水で、眼圧の調整や眼球への栄養供給に機能します。

(5) ○

解説 網膜より前方で像を結ぶのが近視で、凹レンズで矯正します。遠視は網膜より後方で像を結ぶ状態で、凸レンズで矯正します。

(6) ×

解説 高音域から低下します。

13日目 内分泌系① 下垂体・甲状腺・副甲状腺

1

(1) ①血液
②ステロイド
③アミノ酸
④負
⑤正

(2) 解答例 ホルモンが標的となる器官に存在するホルモン受容体と結合することで効果が発揮されるため。

解説 ホルモンによって結合する受容体が異なります。鍵と鍵穴のような関係がホルモンとホルモン受容体です。

(3) 解答例 分娩が終了するまで子宮を収縮させ続けるオキシトシンの分泌　など

解説 分娩時には下垂体前葉から子宮収縮作用をもつオキシトシンが分泌されて子宮筋が収縮します。この刺激が下垂体に伝わり、さらにオキシトシンが分泌され、分娩が終了するまで子宮を収縮させます。正のフィードバック機構では、そのシステムが破綻するまでホルモンが分泌されます。分娩では胎児を子宮から押し出すという目的を果たすため、子宮におこる収縮という変化を分娩が終わるまで増大させます。ほかにも排卵を促すためのエストロゲン（卵胞ホルモン）の分泌増加などが正のフィードバック機構により行われます。

2

(1) ①視床下部
②黄体形成ホルモン（黄体化ホルモン）
③プロラクチン（乳腺刺激ホルモン）
④バソプレシン（抗利尿ホルモン）
⑤オキシトシン
⑥メラニン

解説 下垂体は他の内分泌器官のホルモン分泌をコントロールする内分泌系の中心器官です。その下垂体の機能を制御するのが上位器官である視床下部です。視床下部からは下垂体ホルモンの分泌を制御するホルモンが分泌されます。

(2) 蝶形骨

(3) 精子の形成を促進する。

解説 男女ともに生殖細胞の発達を促進するのが卵胞刺激ホルモンです。

(4) 解答例 乳腺を発育させる／（出産後の）乳汁の分泌を促進する／性腺刺激ホルモンの分泌を抑制する／黄体ホルモンの分泌を促進する／（女性において）排卵を抑制するなどから2つ

(5) 解答例 標的器官：腎臓（尿細管・集合管）
作用：尿細管での水分の再吸収を促進し、尿量を減少させる（抗利尿作用）

解説 そのほかに血管平滑筋に作用し、細動脈を収縮させて血圧を上昇させる作用もあります。

(6) イ（飲酒）

解説 塩分の過剰摂取により血漿が濃縮されて浸透圧が上昇すると、バソプレシンの産生・分泌は増加し、尿量を減らして体内に水分を引き込み、血漿を希釈するようにはたらきます。またバソプレシンは細動脈を収縮させて血圧を上昇させる作用ももつため、循環血漿量の減少などにより血圧が低下すると産生・分泌が促進されます。

3

(1) ①カルシトニン
②上昇
③パラソルモン（パラトルモン）
④4
⑤上皮小体

(2) サイロキシン（チロキシン）／トリヨードサイロニン（トリヨードチロニン）（順不同）

解説 甲状腺からはカルシトニンも分泌されますが、甲状腺ホルモンとよばれるのはこの2種類です。サイロキシンはT_4、トリヨードサイロニンはT_3とも略されて表記されます。

(3) バセドウ病（グレーブス病）

解説 研究を行ったドイツ人医師であるカール・フォン・バセドウにちなみバセドウ病とよばれます。またもう一人の研究者であるイギリス人医師の名前にちなんで、グレーブス病ともよばれます。甲状腺腫大、眼球突出、頻脈が3大症状（メルゼブルグ三徴）です。

(4) 解答例 破骨細胞へ作用して骨吸収を抑制し、また尿細管へ作用し、尿中へのカルシウム排泄を促進、さらに消化管でのカルシウム吸収を抑制することで、血中カルシウム濃度を下げる。

解説 骨に存在するカルシウムを分解し、血中に放出させることを骨吸収といいます。

4

(1) ×

解説 導管をもたず、細胞内で産生したホルモンをすべて直接血液中に放出するのが内分泌腺です。導管をもつのは外分泌腺です。

(2) ○

解説 電気刺激により一瞬で各器官へ指令を伝える神経系に対し、おもに血液により運ばれるホルモンによって各器官へ指令を伝える内分泌系は、情報伝達まで数分から数時間を必要とします。

(3) ×

解説 下垂体前葉から分泌されるのが成長ホルモン（GH）で、骨格筋や骨の成長を促進するほか、血糖値を上昇させる作用ももちます。

(4) ○

解説 下垂体前葉ホルモンは下垂体前葉をなす細胞でつくられますが、下垂体後葉ホルモンは視床下部でつくられ、神経細胞の軸索を経由して下垂体後葉に運ばれます。

(5) ○

解説 先天的な甲状腺機能の不足によって幼児期にみられる発達遅滞がクレチン症です。甲状腺の異常により甲状腺ホルモンの分泌が低下する疾患を総称して甲状腺機能低下症といいます。

MY NOTE

14 日目

内分泌系② 膵臓・副腎・性腺

1

(1) ①ランゲルハンス島（膵島）
②グルカゴン
③グリコーゲン
④インスリン
⑤Ⅱ
⑥ソマトスタチン

(2) 解答例 成長ホルモン／アドレナリン／糖質コルチコイド（おもにコルチゾール）など

解説 血糖値を上昇させるホルモンは複数ありますが、血糖値を下げるホルモンはインスリンのみです。

(3) 解答例
Ⅰ型：B（β）細胞が破壊され、インスリンがほぼ、あるいは全く分泌されないために起こる糖尿病
Ⅱ型：インスリンの分泌が減少したり、作用が低下することで起こる糖尿病

解説 身体、とくに神経系のエネルギー源となるグルコース（ブドウ糖）はインスリンのはたらきによって血液中から細胞に取り込まれて活用されます。細胞内に取り込まれずに血液中のグルコースが過剰になった状態が糖尿病です。そのうち、ランゲルハンス島B（β）細胞が破壊されたためにインスリンが分泌されず、絶対的に欠乏することで起こるのがⅠ型、ランゲルハンス島B（β）細胞が破壊されていないにも関わらず分泌が減少したり、その作用や身体の感受性（すなわちインスリンの効果）が低下した状態がⅡ型です。

2

(1) ①ウ（コルチゾール）
②イ（アルドステロン）
③ク（尿細管）
④サ（ナトリウム）
⑤ケ（カリウム）
⑥ス（促進）
⑦ア（アンドロゲン）
⑧セ（交感神経）

解説 鉱質コルチコイド（アルドステロン）はナトリウムの再吸収を促進することで循環血漿量を保持し、血圧を上昇させます。そのためアルドステロンの過剰な分泌は高血圧や低カリウム血症を引き起こします。アンドロゲンは男性ホルモンの総称です。アドレナリンはエピネフリンともよばれます。

(2) クッシング症候群

解説 タンパク質を糖に変え（糖新生）、血糖値を上昇させる作用をもつ糖質コルチコイド（おもにコルチゾール）の過剰分泌により発症するのがクッシング症候群です。糖尿病や高血圧、満月様顔貌（がんぼう）などがみられます。反対に副腎皮質の機能が低下し、副腎皮質ホルモンが不足して起こる病態をアジソン病といい、低血糖や低血圧、体重減少、食欲減退、疲労などがみられます。

(3) レニン

解説 レニンはアンギオテンシンⅡの生成を促します。アンギオテンシンⅡは副腎皮質に作用し、鉱質コルチコイド（アルドステロン）の分泌を促進します。

3

(1) ①テストステロン
②エストロゲン
③プロゲステロン
④胎盤

(2) 更年期障害

解説 更年期の女性では卵巣機能が低下し、エストロゲンの分泌が減少します。一方で下垂体はエストロゲンの分泌を促そうと卵胞刺激ホルモンを分泌します。卵巣機能が低下し、エストロゲンが分泌できないにも関わらず卵胞刺激ホルモンが増加してホルモンバランスが崩れた状態が更年期障害です。

(3) 解答例 子宮内膜の肥厚／基礎体温の上昇／排卵抑制　など

解説 母乳を分泌するために乳腺の発達も促進します。

4

(1) ○

解説 抗炎症作用、抗アレルギー作用、免疫抑制作用、糖質・脂質・タンパク質の代謝作用などをもつ糖質コルチコイドは、副腎皮質ステロイド薬として用いられます。

(2) ×

解説 コルチゾールの分泌は、朝（起床時）に最も多く、徐々に減少して夜間に最も少なくなります。

(3) ×

解説 過剰分泌により引き起こされるのはクッシング症候群で、満月様顔貌、肥満、高血糖などがみられます。アジソン病はコルチゾールの分泌不足が原因で、低血糖や低血圧、体重減少などがみられます。

(4) ○　解説 神経伝達物質としてもはたらくアドレナリンやノルアドレナリンは短時間で作用を発揮します。

(5) ○

解説 ストレスを感じたときや生命の危機的状況下に置かれたときに分泌が促進されます。

(6) ×

解説 血管を収縮させるのはノルアドレナリンで、血圧を上昇させます。アドレナリンは心臓の収縮力を増強し、心拍数を増加させます。このとき血管（動脈系）は拡張します。

(7) ×

解説 より強い昇圧作用をもつのはノルアドレナリンです。

(8) ○

解説 副腎髄質ホルモンは昇圧作用をもちます。

(9) ×

解説 交感神経の興奮と同様の作用をもつのが副腎髄質ホルモンです。そのため気管支は拡張します。

(10) ○

解説 卵胞ホルモン（エストロゲン）は女性生殖器の発育や第二次性徴による初経の発来などに関与します。

15日目 体液の成分と機能

1

(1) 細胞外液

解説 細胞の外に存在するのが細胞外液で、細胞同士のすき間にある細胞間質液（組織液）や血液、リンパ液、消化液などがあります。細胞の内部を満たす水分が細胞内液です。

(2) 多い

解説 細胞の内部を満たす水分が細胞内液で、体液の2／3ほどを占めます。

(3) 50～60

解説 通常、男性では60%、女性では男性より少なく50%程度が体液です。

(4) 13

解説 成人は体重の1/12～1/13（7～8%）が血液です。

(5) ない

解説 白血球は核をもっています。

(6) 骨髄

解説 胎児期には肝臓や脾臓でも造血が行われます。

(7) もたない

解説 白血球は顆粒（かりゅう）（細かい粒状の構造）をもつ顆粒球（好中球、好酸球、好塩基球）と、顆粒をもたない単球、リンパ球に分類されます。

(8) Rh－

解説 父母よりD抗原をもつ遺伝子を受け継いだDD型およびDd型がRh＋、D抗原をもたないdd型がRh－となります。

(9) Rh＋

解説 白人は約15%がRh－です。

(10) 主試験

解説 副試験では反対に供血者の血清と受血者の血球を混ぜます。

2

(1) 解答例 血液のpHの変化を調節し、正常範囲内に保とうとする作用。

解説 血漿中の物質の運搬に作用するアルブミンなどのはたらきにより、血液のpHが一定に保たれます。

(2) アルブミン

解説 血漿タンパク質のおよそ60%を占めるのがアルブミンで、浸透圧の維持や血漿内の物質と結合し運搬するはたらきをもちます。

(3) 血清

3

(1) ①ス（500万）
②コ（120）
③オ（肝臓）
④イ（ビリルビン）

(2) 解答例 酸素と二酸化炭素の運搬

解説 肺で受け取った酸素を末梢まで運び、末梢で回収した二酸化炭素や老廃物を肺へ運搬します。

(3) ヘモグロビン

解説 ヘモグロビンは、酸素分圧の高いところでは酸素と結合し、低いところでは酸素を放す性質があります。

(4) 解答例 広い表面積を確保し、効率的に酸素と結合して運搬することができる。また球体に比べて変形しやすく、微細な毛細血管なども通行して末梢まで酸素を運搬することができるから。

(5) 解答例

ヘマトクリット値：血液のうち血球成分の容積が占める割合で、ほぼ赤血球の容積比に等しい。

現れる症状：貧血

解説 ほぼ赤血球の容積比に等しいヘマトクリッ

ト値が低下するということは、酸素を運搬する機能が低下することを意味し、よって貧血が現れることになります。

(6) 解答例 赤血球の細胞膜が破れて内部の成分(ヘモグロビン)が流出し、赤血球が死ぬこと。

4

(1) 解答例 出血した際、血管が収縮して傷口を塞ぎ、さらに血小板が凝集して血栓を形成し、傷口を覆い止血する過程。

解説 一次止血において形成される血小板血栓を白色血栓(または一次血栓)といいます。一方、一次止血に次いで行われる凝固因子の作用による止血を二次止血といい、このとき形成される血栓を赤色血栓(または二次血栓)といいます。

(2) 解答例 プラスミンという酵素のはたらきにより、線維素(フィブリン)を溶解させるしくみ。

解説 止血が終わり、血栓が不要になると、血漿中に含まれるプラスミノゲンというタンパク質が組織プラスミノゲン活性化因子やウロキナーゼなどの作用により、プラスミンに活性化します。プラスミンはフィブリンを分解し、血栓を液体状にして除去します。止血のための血栓を溶解して除去し、血流を正常に戻す機構が線溶(線維素溶解)です。

(3) ①プロトロンビン
②フィブリノゲン
③フィブリン
④血餅(けっぺい)

(4) 解答例 耳朶や指先に穿刺し、そこから出血した血液がどのくらいの時間で自然に止血するかを調べる。基準値は1～5分である。

解説 そのほかに凝固因子の反応を調べるプロトロンビン時間(PT)や活性化部分トロンボプラスチン時間(APTT)などで判断されます。

16日目 身体の恒常性

1

(1) ①エ(膵臓)
②サ(インスリン)
③ケ(パラソルモン)
④シ(カルシトニン)
⑤ウ(腎臓)

解説 インスリンは、血液中のグルコースを筋や脂肪細胞に取り込ませることで血糖値を下げる唯一のホルモンです。パラソルモン(パラトルモン)は破骨細胞のはたらきを高め骨吸収を促進したり、尿細管でのカルシウム再吸収を促進することにより、血中カルシウム濃度を上昇させます。パラソルモンと拮抗するのがカルシトニンで、破骨細胞のはたらきを抑え骨吸収を抑制したり、尿細管でのカルシウム排泄を促進することにより、血中カルシウム濃度を低下させます。

(2) 解答例 肝臓に貯蔵されているグリコーゲンを分解して、グルコース(ブドウ糖)とし、血中に放出させることで血糖値を上げる。

解説 グルカゴンと同じようにアドレナリン、成長ホルモン、サイロキシンなども血糖値を上昇させる作用をもちます。

(3) 解答例 小腸に作用してカルシウム吸収を促進し、さらに尿細管でのカルシウム再吸収を促進することで、カルシウム濃度を上昇させる。

解説 小腸で吸収された食物中のビタミンDや、

紫外線を浴びた皮膚でコレステロールから合成されたビタミンDは、腎臓のはたらきにより活性型ビタミンDに変化します。

(4) ウ(心房性ナトリウム利尿ペプチド)
解説 心房性ナトリウム利尿ペプチド(ANP)は、循環血液量の増加に伴い血圧が増加し、心房壁が強く伸展されると分泌されます。尿細管に作用してナトリウムイオンの排泄を促進することで水の再吸収低下をもたらし、利尿を促します。

(5) ア(メラトニン)
解説 メラトニンは間脳にある松果体で分泌されるホルモンで、24時間周期の概日リズム(サーカディアンリズム)の調節を行います。

(6) ウ(レプチン)
解説 レプチンは脂肪細胞から分泌されるペプチドホルモンで、摂食を抑制する作用のほかに、視床下部からのゴナドトロピン放出ホルモンの分泌を刺激する作用ももちます。そのため、女性の二次性徴の出現に関与することがわかってきています。

2

(1) ①視床下部
②拡張
③収縮
④低い
⑤高い
解説 気温が高いときには血管を拡張することによって皮膚の血流を促進し、体内の熱を放出することで体温を下げます。反対に気温が低いときには血管を収縮させることで血流を抑制し、熱の放出を防ぎます。

(2) 解答例 汗が蒸発するときに発生する気化熱によって体表の熱が奪われるから。
解説 液体が気体になるときに周囲から吸収する熱を気化熱といいます。つまり液体が蒸発するためには、その液体が接している物質から熱を奪います。脱水によって汗が出なくなると体温を下げることができなくなるのはそのためです。

(3) 解答例 骨格筋が不随意に細かく収縮してふるえが起こる。
解説 「ふるえ」(振戦)は、骨格筋を収縮させることで熱を発生させ体温を上げようとするはたらきです。

(4) 直腸温>口腔温>腋窩温
解説 腋窩温にくらべ口腔温は0.5℃程度高く、直腸温はさらに0.5℃程度高くなります。

3

(1) ○
解説 延髄にある中枢化学受容器や末梢化学受容器(頸動脈小体と大動脈小体)は、血液の状態(血液のpH)を感知して呼吸を調節することで、血液の恒常性を維持します。

(2) ×
解説 ホメオスタシスの維持に重要なのは、ある刺激に対して起こる作用・変化を抑制するようにはたらく負のフィードバック機構です。

(3) ○
解説 血圧が上昇して圧受容器(大動脈弓や頸動脈洞にある圧力の受容器)が刺激を受けると、その刺激が心臓抑制中枢と血管運動中枢に伝えられます。そしてその興奮により副交感神経の活動が活発になり、心拍数を減少させ、同時に血管を拡張して血圧を低下させます。

(4) ○
解説 副腎皮質で分泌される糖質コルチコイド(またはコルチゾン)は、糖新生を促進して血糖値を上昇させたり、炎症を抑えるなど、多くの作用をもちます。ストレスに対する耐性を上昇させるのもその作用のひとつです。ストレスを受けると、下垂体前葉から副腎皮質刺激ホルモンの分泌が増え、それにより糖質コルチコイドが増えます。

(5) ×

解説 分娩期の変化や女性の性周期では、正のフィードバック機構がはたらきます。卵胞期に血中エストロゲン濃度が上昇すると、正のフィードバック機構によりゴナドトロピン（性腺刺激ホルモン）の分泌が刺激され、さらにエストロゲンの分泌が増加し、排卵が起こります。

(6) ×

解説 ストレスに対し身体はさまざまな防衛反応（汎適応症候群）を示します。ストレスへの抵抗性を高めるために、アドレナリンや糖質コルチコイド、そしてグルカゴンなどの分泌が増加します。

(7) ○

解説 女性は排卵や月経によって体温が大きく変動します。

(8) ×

解説 温度受容器は、皮膚のほか、粘膜や視床下部、延髄、さらには内臓や骨など、あらゆる場所に存在します。

(9) ○

解説 ストレスや恐怖など、精神的な緊張によって起こる精神性発汗は、手掌や足底、鼻、腋窩などに限局してみられる発汗です。体温には影響しません。

(10) ×

解説 体温の上昇により呼吸数は増加します。呼吸により吸入された空気は気道で加温されます。加温された空気を排出することで熱の放散を促します。

17日目 体液循環

1

（1）ア：体循環（または大循環）
　　イ：肺循環（または小循環）

（2）解答例 肺胞とその表面に分布する肺毛細血管との間で、酸素と二酸化炭素のガス交換が行われる。

解説 気道から送られる肺胞内の酸素と、肺胞表面を走行する毛細血管内を流れる静脈血の二酸化炭素が交換されます。

（3）解答例 毛細血管から浸みだした血漿（組織液）と細胞との間で酸素と二酸化炭素のガス交換や、栄養素、老廃物の交換が行われる。

解説 細胞膜も血管壁も半透膜でなるため、酸素や二酸化炭素等のガスや栄養分などを透過することができ、お互いに物質のやり取りが可能になります。

（4）①動脈
　　②静脈
　　③右心房
　　④右心室
　　⑤肺動
　　⑥肺静
　　⑦左心房
　　⑧左心室

2

（1）①イ（胎盤）
　　②ア（臍帯）

③オ（2）
④エ（1）
⑤ク（臍静脈）
⑥ケ（門脈）
⑦コ（静脈管）
⑧シ（右心房）
⑨キ（臍動脈）
⑩チ（低い）

解説 臍動脈は、胎児の心臓から出ていく血管なので動脈とよばれますが、母体へと戻る二酸化炭素や老廃物を含んだ静脈血が流れるため、最も酸素飽和度が低くなります。反対に臍静脈は胎児の心臓へ向かうために静脈とよばれ、最も酸素飽和度の高い血液が流れます。

(2) 解答例 胎児の右心房と左心房の間に開口する孔で、右心房へと流れる血流の一部がその孔を通して直接左心房へと流れる。

解説 胎児は肺呼吸を行なっていないため、肺へと多くの血液を送る必要がありません。そのため卵円孔（らんえんこう）により、血液の一部が右心房から直接左心房へと流れます。通常は出生後に閉鎖され、その痕跡が卵円窩として残存します。

(3) 解答例 肺動脈と大動脈を直接つなぐ血管で、肺動脈を流れる血液を直接大動脈へ流入させる。

解説 肺循環では、血流は右心室から肺動脈を経て肺に入り、肺静脈を経て心臓へと戻り、大動脈から全身へ向かいますが、胎児ではこの動脈管（ボタロー管）を通じ、血液の一部が肺へ向かうことなく直接大動脈へと流れます。卵円孔と同じように、出生後には自然に閉鎖します。

3

(1) ○

解説 毛細血管から浸みだした血液＝間質液（または組織液）と細胞との間で酸素・栄養と、二酸化炭素・老廃物の交換が行われます。間質液の一部は毛細血管を経て血管へ戻ったり、一部はリンパ管に入りリンパ液となります。

(2) ×

解説 豊富な酸素を有する動脈血は鮮紅色、酸素を放した静脈血は暗赤色になります。

(3) ×

解説 心臓（右心室）から肺へと向かう肺動脈には二酸化炭素を多く含む静脈血が流れます。心臓から出て他の臓器に向かうため、動脈血管に分類されています。

(4) ○

解説 心臓から押し出された血液が血管壁を押す力を血圧といい、当然心臓を出た直後が最も高くなります。

(5) ○

解説 腹部臓器から出る細静脈が合して形成されるのが門脈です。栄養を多く含む静脈血が流れ、肝臓へと供給します。肝臓内で再び枝分かれした後、また合流し肝静脈となって肝臓から出ます。

(6) ×

解説 胎児から胎盤へ向かう臍動脈には、酸素を放出し、二酸化炭素や老廃物を受け取った静脈血が流れます。

MY NOTE

18 日目

体液の異常と酸塩基平衡

1

(1) ①水素
②0.05
③下回る
④上回る
⑤代謝
⑥腎臓
⑦腎性
⑧呼吸

(2) 解答例 水に溶けると電気（+、−）を通すようになる性質をもつ物質で、イオンともいう。
解説 血漿中には陽イオン（+）としてナトリウムイオン、カリウムイオン、カルシウムイオン、マグネシウムイオン、陰イオン（−）として塩素イオン、炭酸水素イオンなどの電解質が存在します。

(3) アルブミン
解説 アルブミンは肝臓でつくられるタンパク質です。アルブミンは血管内の水分を保持して浸透圧を正常に保つはたらきと、電解質やホルモン、脂肪酸、薬物成分などと結合して運搬する役割をもちます。

(4) 解答例 半透膜を挟んで濃度の異なる溶液が接したときに、互いの濃度が等しくなるよう、濃度の薄い方の水分（溶媒）が濃度の高い方へ引き込まれる。このときに半透膜にかかる圧力を浸透圧という。

(5) 肺・腎臓（順不同）
解説 呼吸によって二酸化炭素の排出を調節する肺と、尿によって酸の排出を調節する腎臓は、酸塩基平衡（pH）の維持に大きな役割を担っています。

(6) 解答例 肝臓の障害によりアルブミンが生成されず、血漿中のアルブミンが減少することで組織液（間質液）が血管（静脈）に戻ることができないため、組織中（間質）に停滞して浮腫が起こる。
解説 アルブミンは血漿中に最も多く含まれるタンパク質です。アルブミンは組織（細胞間質）から血管へ水分を引き込む力（このとき半透膜に掛かる力を膠質浸透圧といいます）に関与しています。血漿アルブミンの濃度が低いと血管内に水分を引き込む力が低下します。また、腎機能の障害により通常糸球体で濾過されないタンパク質（アルブミン）が漏出し、尿に含まれて体外へ排出されてしまうと同じように浮腫が起こります（低アルブミン血症）。

2

(1) 解答例 嘔吐によって大量の胃酸が失われることで血液がアルカリ性に傾き、アルカローシスとなる。
解説 反対に激しい下痢ではアルカリ性の腸液や膵液が大量に失われることでアシドーシスとなります。

(2) 解答例 喘息により呼吸が障害されると、血液中の二酸化炭素が排出されずに過剰となるためアシドーシスとなる。
解説 肺炎や喘息などの呼吸器疾患によって呼吸が障害されたり、中枢神経系の疾患などで呼吸が困難になると、血液中の二酸化炭素の排出が損なわれ、$PaCO_2$（動脈血二酸化炭素分圧）が上昇します。血液中の二酸化炭素の多くは水と反応して炭酸になり、さらに炭酸は炭酸水素イオンと水素イオンに解離します。そのため血液中の二酸化炭素が増えると水素イオンが増加し、呼吸性アシドーシスを引き起こすことになります。

(3) 解答例 腎不全により尿生成が障害され、尿によって排出されるはずの水素イオンが血液中に貯まり代謝性アシドーシスとなる。その結果、呼吸性代償によって呼吸が促進され、過剰な水素イオンを排出する。

(4) 解答例 過換気症候群では、血液中の二酸化炭素が過剰に排出されて$PaCO_2$が低下し、血液中の水素イオンも減少して呼吸性アルカローシスになる。その結果、腎性代償により腎臓（尿細管）での炭酸水素イオンの排出が促進される。

3

(1) ×

解説 細胞外液に多く存在するのはナトリウムイオンで、カリウムイオンは細胞内液に多く存在します。

(2) ○

解説 アルドステロンは腎臓の集合管に作用し、ナトリウムイオンの再吸収とカリウムイオンの排出を促進します。そのため、アルドステロンが過剰に分泌されれば低カリウム血症を引き起こします。

(3) ○

解説 アシドーシスは高カリウム血症を引き起こす原因の一つです。アシドーシス＝血漿中の水素イオン濃度が上昇した状態のため、水素イオンは血漿から細胞内へ移動し、反対に細胞内からカリウムイオンが血漿へ移動します。

(4) ×

解説 尿量の減少、すなわち水の排出が減ることで血漿は希釈されるため、ナトリウム濃度も低下します。

(5) ×

解説 脱水により循環血液量が減少すると血圧が低下するため、レニンの分泌量が増えて血圧を上昇させる作用がはたらきます。

(6) ○

解説 脱水により血液中の水分（血漿）が減ることで、血液中の血球成分の容積が占める割合、すなわちヘマトクリット値は上昇します。同じようにヘモグロビン濃度も上昇します。

(7) ×

解説 脱水のうち、おもに水分が失われた状態を一次脱水といいます。体内の水分が減少するため、バソプレシンの分泌が促され、尿の排出を抑制して水分の喪失を防ぎます。

(8) ○

解説 水分と合わせて塩分も失われる脱水を混合性脱水といいます。そのため、嘔吐や下痢によって混合性脱水が起こると、腎臓の集合管でのナトリウム再吸収を促進するアルドステロンの分泌は増加します。

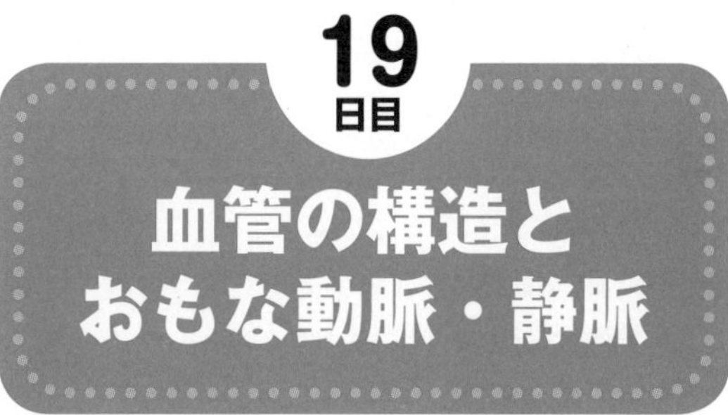

1

(1) ①毛細血管
②弾性
③平滑
④弁（弁膜）

(2) 解答例 動脈により末梢まで運ばれてきた酸素や栄養を細胞に与え、細胞から二酸化炭素や老廃物を受け取り、静脈へと戻す役割をもつ。

解説 毛細血管の血管壁は非常に薄い半透膜であり、水分や栄養などが通り抜けることができます。そのため細胞へと供給したり、反対に老廃物を受け取ることが可能になります。

(3) 解答例 心臓から送り出される血流から受ける強い圧力に耐えられ、さらに血液を全身へと循環させるために、強い伸縮性、弾力性が必要であるから。

解説 常に新鮮な血液を勢いよく送る必要のある動脈は血管壁が厚く丈夫で、弾力があります。

(4) 解答例 動脈は円形なのに対し、静脈は扁平している。

解説 勢いよく血液を送り続けるため、血液が常に通行できるように動脈の断面は円形を保つ構造になっています。静脈は動脈に比べ血管壁が薄く、断面は扁平しています。

(5) 解答例 静脈では心臓の拍出力の影響をほとんど受けず、血流が弱いため、血液の逆流を防ぐために随所に弁（弁膜）が備わっている。

2

(1) ①大動脈弓（きゅう）
②胸（きょう）大動脈
③腹（ふく）大動脈
④総腸骨（そうちょうこつ）動脈

(2) ①腕頭（わんとう）動脈
②左総頸（ひだりそうけい）動脈
③左鎖骨下（ひだりさこつか）動脈

(3) 椎骨（ついこつ）動脈

(4) 橈骨（とうこつ）動脈

(5) 浅側頭動脈／総頸動脈／腋窩動脈／上腕動脈／大腿動脈／膝窩動脈／足背動脈
などから3つ

3

(1) ①上大（じょうだい）静脈
②下大（かだい）静脈
③右心房
④奇（き）静脈

(2) 門脈

解説 門脈は、消化管で吸収した栄養などを豊富に含む血液を肝臓へと供給します。肝臓で再び細静脈に枝分かれし、肝臓を出るときに合流して肝静脈を形成します。2つの毛細血管網に挟まれた血管を門脈といいますが、通常、肝門脈を指します。

(3) 中心静脈圧（CVP）

(4) 解答例 右心不全により、右心室が肺へと静脈血を送る拍出力が低下することで右心房がうっ滞し、心臓へと戻る静脈の血流が停滞するため、中心静脈圧が上昇する。

解説 他にも肺のうっ血や気胸による肺循環の異常、心タンポナーデ（心膜腔に体液が貯留することで心臓が拡張できない状態）、過剰な輸液などによる循環血漿量の増加なども中心静脈圧の上昇を引き起こします。反対に脱水や大量出血では中心静脈圧は低下します。

(5)（肘）正中皮静脈／橈側皮静脈／尺側皮静脈／前腕正中皮静脈／手背の皮静脈　など

解説 静脈注射の第一選択は肘正中皮静脈です。

4

(1) ○

解説 脳へと血液を送る内頸動脈と椎骨動脈の枝からなる輪状構造が大脳動脈輪（ウィリス動脈輪）です。

(2) ○
解説 大動脈弓から分枝する３本の動脈の１つで右半身に位置します。さらに右頭部へ向かう右総頸動脈と右腕へ向かう右鎖骨下動脈に分かれます。

(3) ○
解説 上腸間膜動脈は、腹大動脈から分岐します。そのほか腹大動脈からは左右の腎動脈や左右の精巣（または卵巣）動脈、下腸間膜動脈などが分岐します。

(4) ×
解説 総腸骨動脈は下肢へ向かう外腸骨動脈と骨盤付近に分布する内腸骨動脈に分岐します。腰部から鼠径靭帯（そけいじんたい）の下を走る外腸骨動脈は体表からの触知は困難です。

(5) ×
解説 右心室を経て肺動脈へカテーテルを挿入し、肺動脈を閉鎖した際にカテーテルの先端に伝わる圧力が肺動脈楔入圧（せつにゅうあつ）です。左房圧を反映し、左心の機能を知ることができます。

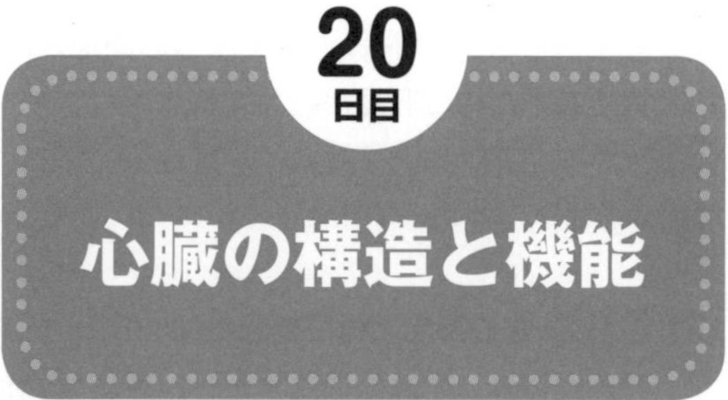

1

(1) ×
解説 血液を大動脈から全身へ送り出す左心室の心臓壁は非常に厚く、右心室の３倍程度あります。

(2) ○
解説 右心房に流入する静脈血は、右房室弁（三尖弁（さんせんべん））を経て右心室へ入ります。

(3) ○
解説 右心室にある弁が肺動脈弁で、肺へ向かう静脈血が通ります。

(4) ×
解説 １回の拍出量は、健常成人においておよそ70mlで、毎分４～5Lの血液を拍出します。

(5) ○
解説 健常成人において安静時の心拍数は毎分60～70回です。60回以下は徐脈、100回以上は頻脈とされます。

(6) ×
解説 新生児が最も心拍数が多く、幼児、学童、成人と成長に従い少なくなります。

(7) ○
解説 心室の収縮が終わるときに肺動脈弁と大動脈弁が閉じます。この時に聴かれる心音が第Ⅱ音です。

(8) ×
解説 心房の興奮を表わすのはＰ波です。Ｔ波は心室の興奮終了を表わします。

(9) ○
解説 心室に入った興奮が心室全体に伝わるときにみられるのがQRS群で、心室の興奮（収縮）を表します。正常な心電図では、もっとも目立つとがった波として現れます。

(10) ○

解説 心臓（心房）からは、心房性ナトリウム利尿ペプチドというホルモンが分泌されます。尿細管に作用し、ナトリウムの排泄を促進することで利尿をもたらします。体液量や血圧の調節に重要な役割を果たします。

2

（1）左

（2）3

（3）心筋層

（4）心尖部（しんせんぶ）

（5）2

解説 心臓の表面を走行し、心臓へ酸素や栄養を供給するのが冠状動脈です。大動脈の最初の分岐となる血管で、左冠状動脈と右冠状動脈の２本が大動脈弁のすぐ上から出ます。

（6）冠状静脈洞

（7）三尖弁（さんせんべん）

（8）僧帽弁（そうぼうべん）

（9）左心室

（10）Ⅰ（1）

解説 左心室の拡張期の血圧は、最低血圧を表します。血液を全身へ送り出すときに聴かれるのが第Ⅰ音で、房室弁が閉じる音と半月弁（大動脈弁・肺動脈弁）が開くときの音です。一方、第Ⅱ音は心室が拡張するのに際し、半月弁が閉鎖するときの音です。

3

（1）①ア（右心房）

②カ（房室結節）

③オ（ヒス束）

④コ（プルキンエ線維）

（2）洞房結節（または洞結節）

（3）解答例 正常な心臓のペースメーカー（歩調とり）の役割を果たす。

4

（1）迷走神経（第Ⅹ脳神経）

解説 脳から胸部、腹部まで枝を延ばす脳神経が迷走神経で、心臓の拍動を制御するほか、喉頭の運動や発声、咽頭の感覚なども制御します。

（2）延髄

解説 延髄は脳の最下部にあり、心臓の機能を制御する中枢です。その他にも呼吸や嚥下機能の中枢も担い、生命活動の維持に関与しています。

（3）解答例 拍動は抑制され、心拍数は減少する。

解説 リラックス時にはたらくのが副交感神経で、心拍を抑制する作用があります。反対に交感神経興奮時は心拍数が増加します。

5

（1）解答例 右心（右心房・右心室）の機能が低下し、右心房への静脈還流が減少することで下大静脈も停滞し、肝臓からの血流が障害されるために肝臓が腫大する。

解説 そのほか右心不全では、下腿浮腫、腹水、静脈の怒張などがみられます。

（2）解答例 左心不全では肺から心臓へ向かう肺静脈が停滞して肺に血液や水分が溜まり（肺うっ血）、肺胞のガス交換機能が障害されて呼吸困難を引き起こすから。

解説 呼吸困難のほか、喀血（かっけつ）、喘鳴（ぜんめい）、頻呼吸、起坐呼吸などが現れます。左心不全が進行すると肺高血圧となり、その後右心（右心房・右心室）から肺、さらにはそれに伴い大静脈から右心（右心房・右心室）への血液還流も障害され、結果的に右心不全を引き起こすことになります。

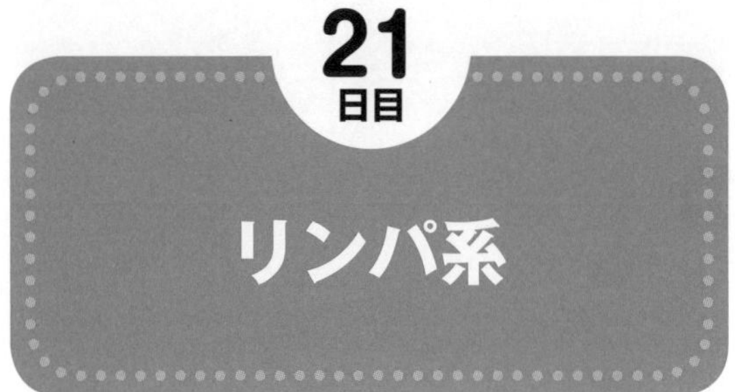

1

（1）①間質液（組織液）
②リンパ節
③胸管
④左静脈角
⑤右リンパ本幹
⑥右静脈角
⑦脂質（脂肪）
⑧乳び

（2）解答例 過剰な間質液（組織液）の回収／身体の防御（免疫機能）／老廃物の運搬／脂質の運搬　など

解説 血管から組織中に浸みだした間質液は細胞との間で酸素や栄養と老廃物を交換し、毛細血管へ戻りますが、毛細血管が吸収しきれない一部はリンパ管へ入ります。最大のリンパ管である胸管を流れるリンパ液には、小腸で集められた脂質が含まれて運ばれます。

（3）解答例 耳の周囲／頸部周囲／腋窩／鼠径（そけい）部（大腿部のつけ根）　など

解説 病原菌などが侵入するとリンパ球などの白血球が反応し、まずリンパ節で異物を攻撃します。そのため耳の周囲や頸部周囲が炎症を起こし、腫れるのです。

（4）浮腫（ふしゅ）

解説 炎症などによって血管の透過性が亢進し、血液が多く浸み出して間質液が過剰になることや、リンパの流れが停滞し、間質液がリンパ管に入れず過剰になることなどで生じます。

2

①顆粒（かりゅう）
②単
③骨髄
④胸腺

3

（1）①ク（扁桃）
②コ（盲腸）
③ス（虫垂）
④ウ（150）
⑤ナ（胃）
⑥セ（赤血球）
⑦チ（赤）
⑧テ（白）
⑨ト（心臓）
⑩イ（30）

（2）ワルダイエル咽頭輪

（3）パイエル板

解説 おもに小腸の一部である回腸に30個程度存在するリンパ小節の集まりがパイエル板です。腸内に侵入する病原菌などに対して防御反応を示します。腸は栄養の消化・吸収だけでなく、免疫機能にも大きくかかわる器官でもあります。

（4）解答例 寿命を迎えた赤血球や白血球を分解する／血液を貯蔵する　など

解説 多くの赤血球が存在し、大量出血などで血液が不足したときには貯蔵している血液が補います。また胎児期には造血機能も担います。

4

(1) ○

解説 リンパ管には随所に弁があります。

(2) ○

解説 リンパは末梢から心臓付近へ戻り、静脈へと合流します。そのため動脈とは反対の流れです。

(3) ×

解説 1時間に120ml程度、1日に3L程度です。

(4) ×

解説 リンパの主成分は、免疫反応を示す白血球や小腸で吸収された脂質、細胞から回収した老廃物などです。

(5) ○

解説 100日程度の寿命をもつリンパ球ですが、一度侵入した病原菌を記憶し、数年間生存するリンパ球もあります。

(6) ×

解説 マクロファージは単球の一種です。

(7) ×

解説 600～800個のリンパ節があります。

(8) ○

解説 リンパ球の産生に関わる器官が一次リンパ器官、リンパ球が存在し、異物の侵入に備えるための器官が二次リンパ器官です。

MY NOTE

22日目 免疫のしくみ

1

(1) 抗原

(2) ①物理
②化学
③自然（先天性）

(3) リゾチーム

(4) 解答例 細胞が異物を取り込み、自分自身の中に吸収して、分解・処理するはたらき。

解説 食作用のはたらきをもつ免疫細胞を食細胞といい、白血球の一種であるマクロファージや好中球、樹状細胞などがあります。

2

(1) ①獲得
②ヘルパーT
③Bリンパ球（B細胞）
④形質細胞（プラズマ細胞）
⑤抗体

(2) 免疫グロブリン（Ig）

解説 IgG、IgM、IgA、IgE、IgDという5種類の免疫グロブリンが確認されています。

(3) オプソニン作用

解説 異物（抗原）と結合し、コーティングすることで、食細胞に捕食されやすくなります。

(4) 抗原提示反応

(5) 解答例 抗体産生を行なわず、T細胞（Tリンパ球）が直接抗原を排除する防御反応のこと。

解説 マクロファージのほか、キラーT細胞（T細胞の一種）も異物に対する強い攻撃力をもち、細胞傷害性T細胞ともよばれます。

3

(1) 記憶細胞（メモリーB細胞）

解説 抗体を産生するBリンパ球の一部は記憶細胞（メモリーB細胞）へと変化し、一度侵入した抗原を記憶、保存します。そうすることで、つぎに同じ抗原が侵入してきたときにすばやく抗体を産生し、反応することができます。またT細胞由来のメモリーT細胞も、同じように記憶細胞として二次応答の機能を発揮します。

(2) 解答例 あらかじめ毒性を弱くした病原菌をワクチンとして体内に注入することで、人為的に記憶細胞を作りだし、その病原菌が侵入した際にすばやく免疫反応を起こすことで発症を抑えることができる。

解説 二次応答のシステムを利用したものがワクチンによる予防接種です。

4

(1) ○

解説 表皮に存在する樹状細胞（免疫細胞の一種）で、抗原提示反応のはたらきをもちます。

(2) ○

解説 獲得免疫は受動免疫と能動免疫に分けられます。他の生体によりつくられた抗体を受け継ぎ獲得される免疫が受動免疫です。

(3) ×

解説 弱毒化した病原菌やウイルスなどの抗原を体内に入れ、免疫機能を刺激し、自ら抗体を造り出すことによって獲得する免疫は能動免疫とよばれます。

(4) ○

解説 抗体は免疫グロブリン（Ig）ともよばれ、5種類が確認されています。多い順にIgG、IgA、IgM、IgD、IgEです。

(5) ×

解説 5種類の免疫グロブリンのうち、胎盤を通過できるのはIgGのみです。

(6) ○

解説 胎児は母体から受け継ぐIgGにより生体を防御しますが、生後6カ月頃から減少するため、この頃から乳児は病気に罹患しやすくなります。

(7) ○

解説 IgMは抗原に対して最初につくられる抗体です。

(8) ○

解説 Ⅰ型（即時型）アレルギーの中心となるのはIgE抗体（レアギン）です。アレルギーの原因となる抗原（アレルゲン）がIgE抗体と結合し、肥満細胞などからヒスタミンを遊離させて炎症反応を引き起こします。

(9) ○

解説 Ⅳ型アレルギー反応は遅延型アレルギーともよばれ、ツベルクリン反応でみられるほか、接触皮膚炎や移植時の不適合反応などが該当します。

(10) ×

解説 Ⅰ型アレルギーはアナフィラキシー型アレルギーともよばれる即時型のアレルギーで、抗原に反応するIgE抗体（レアギン）により数分から数十分で出現するアレルギーです。気管支喘息や蕁麻疹（じんましん）、アトピー性皮膚炎、花粉症などもⅠ型アレルギーに該当します。二度にわたる抗原への曝露によるⅠ型アレルギー反応が原因でショック状態に陥ることをアナフィラキシーショックといいます。細胞傷害型アレルギーとよばれるのはⅡ型アレルギーです。

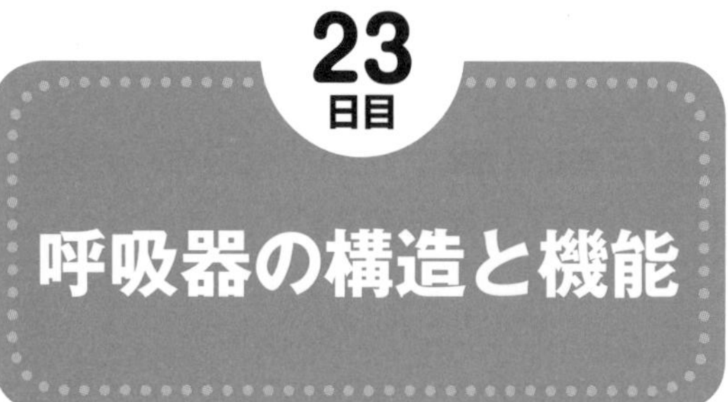

呼吸器の構造と機能

1

(1) ①イ（咽頭）
②ア（喉頭）
③エ（前）
④シ（10）
⑤コ（4～5）
⑥ケ（3）
⑦ク（2）
⑧キ（葉）

(2) 解答例 名称：喉頭蓋／役割：嚥下の際に自動的に喉頭上部を塞ぎ、食物が気管へと誤って進入しないようにふたの役割を果たす。

(3) 解答例 空気がいつでも出入りできるように、軟骨により管状の構造が常に保たれている。

解説 喉頭蓋軟骨、輪状軟骨、甲状軟骨などにより形成されます。男子では思春期になると甲状軟骨がせり出し、喉頭隆起（のど仏のこと）を形成します。ただし、食道に接する気管の後壁には軟骨は存在しません。

(4) 解答例 右の気管支の方が太くて短く、急な角度で肺へと進入するため異物が入り込みやすい。

2

(1) 肺胞

(2) 解答例 表面積を広くすることで毛細血管と接する面積を大きくし、効率的に酸素と二酸化炭素の受け渡しを行うことができるから。

解説 無数にある肺胞の周りを毛細血管が覆い、その一つひとつでガス交換が行われています。

(3) 縦隔（じゅうかく）

(4) 肺尖（はいせん）

(5) 鎖骨

3

(1) 解答例 外肋間筋の収縮：肋骨は引き上げられ、胸郭は拡大する。／内肋間筋の収縮：肋骨は引き下げられ、胸郭は縮小する。

解説 外肋間筋が収縮することで胸郭が拡大して肺が膨らみ、息を吸い込むように（吸息）作用します。努力呼吸での呼息時には内肋間筋が収縮することで胸郭を縮小させて肺の容積を小さくし、息を強く吐き出させるように作用します。

(2) 横隔膜

(3) 解答例 収縮時：拡大する／弛緩時：縮小する

解説 横隔膜が収縮して腹部方向へ下降すると胸郭が拡張され、肺の容積は当然拡大されます。よって空気を吸い込む吸息を助けます。反対に弛緩すると胸部方面へ挙上し、肺の容積が縮小され、空気を吐き出す呼息を助けます。

(4) 解答例 胸鎖乳突筋／大胸筋／腹直筋／腹横筋／前・中・後斜角筋／内・外腹斜筋
などから3つ

解説 努力性呼吸時にはたらく筋を呼吸補助筋といいます。

4

(1) ×

解説 2葉からなる左肺に対し、3葉からなる右肺のほうが若干大きいです。

(2) ○

解説 睡眠時には不随意で行われることで常に呼吸することができます。

(3) ×

解説 肺を覆う胸膜は、肺の動きを滑らかにするためのさらさらした液体（漿液（しょうえき））を分泌する漿膜です。

(4) ×

解説 2枚構造の胸膜のうち、肺を直接覆うのは肺胸膜（または臓側胸膜）です。胸郭内面に接するほうが壁側胸膜です。

(5) ×

解説 右の肺は10の肺区域、左の肺は8～9の肺区域に分けられます。

(6) ○

解説 腹直筋は腹部の前面を覆う筋で、呼吸補助筋として努力呼吸時にはたらきます。同じく呼吸補助筋で、腹壁の深部にある腹横筋も呼息時に収縮します。

MY NOTE

24日目 呼吸のメカニズム

1

(1) ①イ（12～20）
②ウ（50）
③ケ（500）
④キ（150）
⑤ス（4000）
⑥サ（1200）
⑦オ（80）
⑧エ（70）

解説 肺活量（VC）は、年齢差、性差、体格による差があります。一般的な場合、健康な成人男性で4000～5000ml、女性では2500～3500ml程度です。肺活量は年齢、性別、体格などから予測することができ（予測肺活量）、実際に計測した肺活量（実測肺活量）と比較し、実測肺活量が予測肺活量の80%以下の場合にも異常を疑います。

(2) 1回換気量（TV）

(3) 解答例 思い切り空気を吐き出したときでも体外に排出されず、肺や気管に残る空気量のこと。

解説 残気量（RV）は成人でおよそ1200mlです。

(4) 全肺気量（TLC）

2

(1) ①延髄
②橋

③化学受容器
④迷走（第X脳）

(2) 解答例 動脈血酸素分圧（PO_2）の増減
解説 動脈血中の二酸化炭素の増加や酸素の減少などを感じとり、呼吸中枢へと伝達することで呼吸を調節します。末梢化学受容器（頸動脈小体と大動脈小体）ではおもに酸素分圧の低下、延髄付近にある中枢化学受容器では二酸化炭素分圧の上昇やpHの変化を感知します。

(3) 解答例 ヘーリング・ブロイアーの反射（肺迷走神経反射）

3

(1) ①高い
②低い
③酸素化（オキシ）ヘモグロビン
④炭酸水素イオン（またはHCO_3^-：重炭酸イオン）
解説 酸素を手放したヘモグロビンは脱酸素化（デオキシ）ヘモグロビンとよばれます。ガス交換において、拡散により酸素と二酸化炭素が肺胞と毛細血管をなす半透膜を通り抜け、移動することができる能力のことを肺拡散能といいます。肺拡散能は肺胞の表面積が影響し、低下している場合には、肺線維症や肺気腫が疑われます。

(2) 解答例 赤血球中のヘモグロビンのうち、酸素と結合しているヘモグロビン（酸素化ヘモグロビン）の割合を示す。
解説 酸素飽和度はサチュレーションやSaO_2、SpO_2ともいわれます。動脈血を採取して測定する実測値がSaO_2、パルスオキシメーターによって経皮的に測定する近似値がSpO_2です。

(3) エ（100%）

4

(1) ○
解説 肺胞が完成されていない新生児では、ガス交換機能が弱く、その分多くの呼吸によりたくさんの酸素を取り入れる必要があります。

(2) ×
解説 吸気ほどではありませんが、呼気でもO_2濃度の方がCO_2濃度よりも高いです。

(3) ○
解説 最大吸気位からできるだけ早く、思い切り空気を吐き出します。

(4) ○
解説 毎分気道から出入りする空気量（分時換気量）のうち、一部は気道に存在したままで（死腔）、肺胞まで達しません。そのため分時肺胞換気量の方が少なくなります。分時換気量（約500ml）－死腔量（約150ml）＝分時肺胞換気量です。

(5) ×
解説 肺胞内酸素分圧の方がわずかに高いです。

(6) ×
解説 動脈血中に酸素が十分ある状態では、呼吸は抑制されます。

(7) ○
解説 動脈血pHの上昇とは、血液がアルカリ性に傾いていることを示します。CO_2の排出を抑え正常値に戻そうとするため呼吸は抑制されます。

(8) ×
解説 安静時においては、胸腔内は常に陰圧です。但し、努力性呼吸においては呼気時に胸腔内が陽圧となります。これは喘息や重度の低酸素血症などでみられます。

25日目

消化管の構造と機能①
口～胃

1

（1）①歯冠
②歯根
③エナメル
④20
⑤32

（2）①耳下腺
②顎下腺
③舌下腺　（順不同）

解説 最も大きいのが耳下腺で、最も唾液の分泌量が多いのが顎下腺です。

（3）解答例 消化作用／殺菌作用／自浄作用　など

解説 唾液にはα（アルファ）アミラーゼ（プチアリン）という消化酵素が含まれ、食物を分解する作用があります。また殺菌作用をもち、齲歯（うし：虫歯のこと）や口臭を予防したり、細菌の侵入による肺炎などの二次感染を防ぐことができます。また唾液にはムチンも含まれ、食物に粘り気を与えたり、口腔粘膜を保護します。

2

（1）（生理的）狭窄（狭くなった場所のこと）

解説 咽頭から胃までをつなぐ食道は成人でおよそ25cmの長さがあります。第6頸椎付近から始まる起始部（上顎切歯からおよそ15cm）、気管分岐部（上顎切歯からおよそ25cm）、横隔膜を貫通する食道裂孔部（上顎切歯からおよそ40cm）の3か所において生理的狭窄（きょうさく）部がみられます。

（2）蠕動（ぜんどう）運動

解説 嚥下された食物は重力で胃へ向かうのではなく、食道の蠕動運動によって輸送されます。

（3）鼻腔への逆流を防止する器官：軟口蓋
気管への誤嚥を防止する器官：喉頭蓋

3

（1）①主細胞
②タンパク質
③ペプシン
④塩酸（胃酸）

（2）解答例 胃自身のもつ強い消化作用（胃酸）から胃壁を保護する。

（3）解答例 胃液の分泌を促進する。

解説 胃の幽門腺の粘膜部分にあるG細胞から分泌されるガストリンは、胃液分泌を促進するはたらきをもつホルモンで、食物が胃に入るとその分泌が亢進されて消化を助けます。その後、食物が胃から小腸（十二指腸）へと入ると、十二指腸粘膜から胃液の分泌を抑制するセクレチンが分泌されます。セクレチンは膵液の分泌も促進し、小腸での消化を助けます。

（4）解答例 内因子は、食物に含まれるビタミンB_{12}と結合し、小腸での吸収を促進するはたらきをもつ。ビタミンB_{12}は、赤血球の産生に関与しているため、内因子の不足はビタミンB_{12}の吸収不足を引き起こし、悪性貧血を招く。

解説 ビタミンB_{12}や葉酸の欠乏によって起こる貧血を巨赤芽球性貧血といいます。そのうち、内因子欠如によるビタミンB_{12}欠乏が原因となるものを悪性貧血といいます。

4

(1) ○

解説 第３大臼歯（智歯）は親不知ともよばれます。埋没していることも多いですが、18～25歳くらいに口腔内に萌出することもあります。齲蝕（虫歯のこと）の原因ともなります。

(2) ×

解説 舌の運動を支配するのは舌下神経（第Ⅻ脳神経）です。

(3) ×

解説 口腔内や食道は強い刺激を受ける部分であるため、上皮細胞が何層にも連なる重層扁平上皮からなります。

(4) ○

解説 上部１／３は骨格筋、下部２／３は平滑筋です。そのため食道上部の嚥下運動は制御することができます。

(5) ×

解説 胃の入口は噴門です。出口は幽門で小腸につながります。

(6) ○

解説 上端と下端に括約筋があり、栓の役割をもちます。これにより食物の逆流を防ぎます。

(7) ○

解説 副交感神経性の迷走神経が興奮することで、消化機能は亢進し、胃液の分泌は促進されます。

26日目
消化管の構造と機能②
小腸・大腸

1

(1) ①十二指腸
②空腸
③回腸

(2) 解答例 名称：十二指腸腺（またはブルンネル腺）／作用：胃酸によって溶かされて運ばれてくる食物で小腸が損傷しないようにアルカリ性の粘液によって中和する。

解説 潤滑剤として食物の移送を助けるはたらきもあります。

(3) トライツ

解説 十二指腸と空腸の境界にあるトライツ靭帯によって小腸が後腹壁に吊り下げられています。これにより、立位でも小腸が下垂してしまうことはありません。また空腸と回腸は腸間膜によって後腹壁につながれ、下垂しないようになっています。

(4) 解答例 胃液の分泌を抑制すると同時に膵液の分泌を促進する。

解説 食物が胃から小腸（十二指腸）へと入ると、十二指腸粘膜からセクレチンという、胃液の分泌を抑制するホルモンが分泌されます。セクレチンには、膵臓からの膵液分泌を促進するはたらきもあり、これによって小腸に達した食物の消化を促します。同じく十二指腸で分泌されるコレシストキニンも消化を促進するホルモンです。胃の内容物が十二指腸に入ると分泌され、胃酸の分泌を抑えるとともに膵液の分泌を促進し、さらに胆嚢を収縮させて胆汁の流入も促進します。

(5) 解答例 通過する食物と内壁との接地面積を広くすることで、内壁からの栄養吸収を効率的に行うため。

解説 小腸の内腔は、輪状ヒダとよばれる構造をもち、さらにそのヒダの表面に腸絨毛（じゅうもう）、微絨毛をもちます。この3つの構造によって、腸の内腔表面積は拡大され、食物との接地面をより広くして効率的に栄養の吸収を行っています。

2

(1) ①盲腸
②上行
③横行
④下行
⑤S状
⑥直腸

(2) 回盲弁（バウヒン弁）

(3) 解答例 小腸で栄養を吸収された食物残渣から、水分や電解質、ビタミンなど必要な成分を再吸収し、吸収されずに残ったものを便として移送し、排出する。

解説 大腸では、ヒトの消化液では消化できない食物繊維の分解・発酵も行います。大腸自体には消化酵素はありませんが、乳酸菌などのさまざまな菌が常在しており、それらのはたらきにより分解が行われます。また分解・発酵によって産生された酸によって、腸内も酸性に保たれ、病原菌などから腸内環境を保護します。

3

(1) ①ウ（4～6）
②カ（18）
③キ（24～48）
④コ（不随意）
⑤ケ（随意）
⑥シ（収縮）
⑦サ（弛緩）
⑧サ（弛緩）

(2) 解答例 便を排出するために必要な腹圧が肛門方向へと伝わりにくいため。

解説 便を排出するには、直腸の収縮や肛門括約筋の弛緩だけでなく、腹圧を上昇させていきむことが不可欠です。臥位では腹圧が直腸、肛門方向へと直接伝わりにくく、同時に重力による便の下降も期待できずに排便が困難になります。そのため臥位のまま排便を行う場合には、少し上半身を持ち上げるなどの工夫が必要です。

(3) 解答例 排便中枢が脊髄（仙髄）にあり、損傷されると排便を制御することが困難になるため。

解説 貯留した便が直腸壁を圧迫し、刺激を受けるとその刺激は仙髄にある排便中枢を興奮させます。

4

(1) ×

解説 小腸の内容物を大腸へ送るのは、小腸の蠕動（ぜんどう）運動です。小腸の運動には、内容物をゆするように動かす振り子運動、混ぜるように動かす分節運動、大腸へ移送する蠕動運動があります。

(2) ○

解説 多糖類は単糖類に分解されて小腸から吸収されます。単糖類であるグルコースはそのまま吸収されます。

(3) ×

解説 起始部である十二指腸とそれに続く空腸でほとんどの栄養素が吸収されますが、回腸でもビタミンB_{12}などの栄養素の吸収が行われます。

(4) ×

解説 大腸液はアルカリ性の粘液で、大腸壁を保護する役割をもちます。消化酵素は含まれませんが、大腸に存在する細菌のはたらきにより、食物繊維の分解などが行われます。

(5) ×
解説 大腸の蠕動運動が低下すると、食物残渣が長時間停滞し、過剰に水分が吸収されることで便が硬くなり、便秘の原因となります。

(6) ○
解説 栄養だけでなく、水分の多く(80～90%)も小腸で吸収されます。

(7) ×
解説 コレシストキニンは十二指腸から分泌される消化管ホルモンで、胃酸の分泌を抑制するほか、膵臓からの消化酵素の分泌促進、胆嚢の収縮、オッディ括約筋の弛緩などの作用を発揮します。

(8) ○
解説 結腸では外縦走筋層が発達し、結腸の外膜を3本の帯状になって走行するのが観察されます。これを結腸ヒモといいます。

27日目 肝臓・胆嚢・膵臓の構造と機能

1

(1) 肝門

(2) 肝鎌状間膜

(3) 肝小葉

(4) 類洞(洞様毛細血管)
解説 肝臓へ入る門脈や肝動脈が枝分かれし、毛細血管のように細くなったものが類洞(るいどう)です。肝臓へ酸素や栄養を供給したり、物質の回収などを行います。

(5) 総胆管
解説 左右の肝管が合流したものが総肝管で、胆嚢からの胆嚢管と合流して総胆管となり、十二指腸へ注ぎます。

(6) アルコール
解説 アセトアルデヒドはつぎに酢酸に分解されます。肝臓からでた酢酸は筋や心臓において二酸化炭素と水になり、体外へ排出されます。

(7) 尿素
解説 アンモニアは人体にとって非常に有害です。毒性の低い尿素へとつくり変えられた後に腎臓へと送られ、尿として排泄されます。

(8) ヘモグロビン
解説 ビリルビンは胆汁に含まれる色素成分で、黄疸(おうだん)の原因ともなります。

(9) 膵尾

(10) アルカリ
解説 膵液のpHは8程度で弱アルカリ性です。胃酸によって溶かされて運ばれる食物を中和します。

2

(1) ①エ(右)
②ウ(1200)
③カ(プロトロンビン)
④キ(アルブミン)
⑤エ(右)
⑥サ(十二指腸)

解説 肝臓は非常に多くの、かつ重要な役割をもつ器官です。おもなはたらきとして、アルブミンや凝固因子などの血漿タンパク質の合成、グリコーゲンの貯蔵、胆汁の生成、有毒物質の処理、血球成分の分解などがあります。

(2) 解答例 血液中のブドウ糖（グルコース）をグリコーゲンにつくり変えて（合成し）貯えたり、グリコーゲンをブドウ糖に分解して血中へ放出することで血糖値を調節する。

解説 血糖が高い時には、グルコースをグリコーゲンとして肝細胞に貯え、血糖が低く、エネルギーが不足している時にはグリコーゲンをグルコースに分解し、血中へ放出します。またタンパク質や脂質からグルコースを造りだす糖新生の機能ももちます。

(3) 解答例 脂肪の消化・吸収を促進する。

解説 胆汁に含まれる胆汁酸塩のはたらきによって、脂肪が乳化されることで、脂質分解酵素であるリパーゼが作用しやすくなります。また脂肪を水に溶けやすくすることで吸収を促進します。

(4) 解答例 腹壁静脈の怒張（メズーサの頭）／食道静脈瘤／腹水貯留／腸管浮腫／脾臓の腫大／痔核　などから３つ

解説 門脈圧亢進症では門脈が停滞するため、門脈の上流にある消化管や膵臓、脾臓などでうっ血（静脈の血流が停滞し、その部分の静脈血が過剰になる状態）が生じます。また門脈のかわりに食道静脈や腹壁静脈、痔静脈叢（そう）などが血流の代替路として使われます。本来の血流路ではないため、腹壁静脈が怒張するなどの症状が現れます。腹壁静脈の怒張は、ギリシャ神話に登場する頭髪が蛇の怪物に似ていることからメズーサの頭ともよばれます。

(5) 黄疸（おうだん）

3

(1) ①ウ（胃）
②エ（十二指腸）
③キ（脾臓）
④シ（15）
⑤セ（70）
⑥コ（総胆管）

(2) 大十二指腸乳頭（ファーター乳頭）

(3) オッディ括約筋

(4) 解答例 脂肪を脂肪酸とモノグリセリドに分解する。

解説 膵液には炭水化物を分解する膵アミラーゼ、タンパク質を分解するトリプシン、キモトリプシン、脂肪を分解するリパーゼという消化酵素が含まれ、十二指腸での消化を助けます。リパーゼは、中性脂肪を脂肪酸とモノグリセリドに分解します。膵臓の機能に異常が起こると血中にリパーゼが増えるため、膵臓疾患の検査値として参考にされます。

(5) ランゲルハンス島（または膵島）

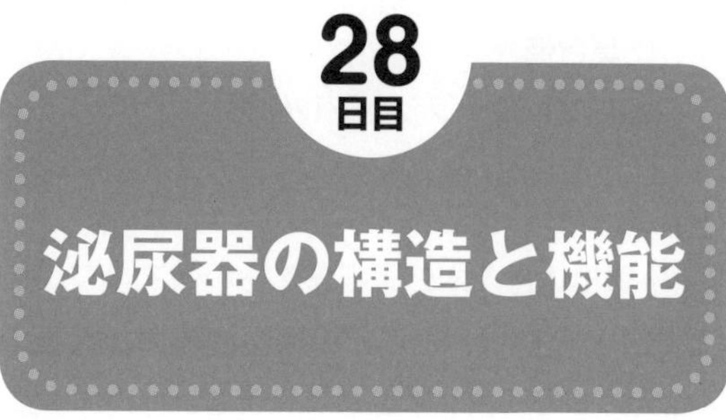

28日目 泌尿器の構造と機能

1

(1) ①右腎
②左腎
③尿管
④腎門
⑤腎杯

⑥尿道
⑦内尿道口
⑧外尿道口

(2) ②（130）

(3) 解答例 男性に比べ、女性の方が尿道が短いため病原菌が侵入しやすく尿路感染を引き起こしやすい。また女性の外尿道口は肛門近くに開口しているため、大腸菌による感染を起こしやすい。

解説 成人の尿道の長さは、男性では陰茎の内部を通るため、16～18cmと長いのに対し、女性では膣の前側を通り、すぐに体外へと開口するため4cmほどと短くなっています。導尿を行う際、カテーテルの挿入の長さは、男女それぞれの尿道の長さを考慮して行います。

2

(1) ①（腎）糸球体
②ボウマン嚢（糸球体嚢）
③腎小体（マルピーギ小体）
④尿細管
⑤近位尿細管
⑥遠位尿細管
⑦集合管
⑧ヘンレループ（ヘンレ係蹄（けいてい））

(2) ネフロン

解説 腎小体と1本の尿細管を合わせてネフロン（腎単位）といい、ここでの尿生成能力が腎臓の機能そのものを表す単位とされます。

(3) 糸球体濾過量（GFR）

解説 糸球体の濾過（ろか）能力を示しており、通常、成人において100～150ml／分程度とされます。糸球体では1日におよそ180Lもの血液が濾過されて原尿がつくられますが、そのほとんどは尿細管で吸収され、尿として排出されるのは1%以下です。

3

(1) ①レニン
②アンギ（ジ）オテンシノーゲン
③収縮
④アルドステロン（鉱質コルチコイド）
⑤上昇

解説 副腎皮質から分泌されるアルドステロン（鉱質コルチコイドの一種）は、おもに集合管でのナトリウム再吸収を促進させます。ナトリウムの再吸収を高めることで、同時に水分の再吸収が高まり体液量が増加し、血圧を上昇させます。レニン－アンギオテンシン－アルドステロン系とよばれる昇圧機構のしくみは覚えておきましょう。

(2) 解答例 腎臓疾患では、赤血球の産生を促進する作用をもつエリスロポエチンの産生が低下し、その結果赤血球が不足することで貧血が引き起こされる。

解説 腎臓から分泌されるエリスロポエチンというホルモンは、骨髄で行われる赤血球の産生を促進する作用をもちます。エリスロポエチンは動脈血酸素分圧の低下などによって腎臓での産生が高まります。

(3) 解答例 腎臓疾患により腎機能が低下すると、小腸でのカルシウム吸収や腎臓でのカルシウム再吸収を促進するはたらきをもつ活性型ビタミンDが不足するため、カルシウムが欠乏して骨がもろくなり骨粗鬆症になりやすくなる。

解説 小腸で吸収されたり、紫外線を浴びた皮膚で生成されるビタミンDは、腎臓の近位尿細管で活性型ビタミンDになります。活性型ビタミンDの産生も腎臓の重要なはたらきです。

4

(1) ×

解説 腎臓は後腹膜腔に存在する後腹膜器官です。ほかに上行結腸、下行結腸、膵臓、腎臓、尿管、副腎、十二指腸、直腸などが後腹膜器官です。

(2) ○

解説 メサンギウム細胞とメサンギウム細胞が分泌するメサンギウム基質は、糸球体を形成する毛細血管を結び付けて支持するはたらきをもちます。

(3) ○

解説 通常、成人の尿量は1.5L／日程度とされます。反対に尿量が400ml／日以下を乏尿、100ml／日以下を無尿といいます。

(4) ×

解説 排尿時には膀胱壁が収縮し、ポンプのように尿を押し出します。同時に内尿道口括約筋と外尿道口括約筋が弛緩し、尿が膀胱、尿道を経て体外へ排出されます。

(5) ○

解説 BUN＝尿素窒素は肝臓で生成され、尿から排泄されます。腎機能に異常が起こり、正常に排泄されない場合に血中濃度が上昇します。

(6) ○

解説 正常な場合、グルコース（ブドウ糖）は近位尿細管でほぼ100%再吸収されます。

(7) ×

解説 クレアチニンは筋がエネルギーを発生させる際に生まれる代謝産物で、正常な場合は不要物として再吸収されず、すべて尿から排泄されます。血清と尿に含まれるクレアチニンの量を比較し、腎機能を調べる検査がクレアチニン・クリアランスです。

29日目 生殖器のしくみと受精・胎児の成長

1

(1) ①精巣
②精細管
③精巣上体
④精管
⑤射精管
⑥前立腺
⑦尿道球腺（カウパー腺）
⑧アルカリ

(2) 解答例 男性ホルモン（アンドロゲン）の分泌

解説 男性ホルモンを産生、分泌することで男性的な成長を助けるのも精巣の機能です。男性ホルモンは精巣内のライディッヒ細胞から分泌されます。

(3) 解答例 ①精子を活性化させる　②酸を中和して精子を保護する（順不同）

解説 精液の成分となる粘液は、精子を活性化し、移動するためのエネルギーとなるほか、アルカリの性質によって尿に含まれる酸などを中和し、精子を保護します。

2

(1) ①卵胞
②線毛
③直腸
④底
⑤子宮内膜
⑥子宮外膜

⑦大前庭腺（バルトリン腺）
⑧乳汁（母乳）

(2) 卵管采

(3) ダグラス窩（直腸子宮窩）

(4) デーデルライン桿菌（乳酸桿菌）
解説 デーデルライン桿菌は腟内の常在菌で、腟内を酸性に保つことで細菌の繁殖を防ぎます。

3

(1) 着床
解説 子宮内膜以外のところに着床した状態を子宮外妊娠といいます。

(2) エ（神経系）
解説 骨や筋は中胚葉、食道は内胚葉からなります。外胚葉からは神経系や表皮、感覚器などがつくられます。

(3) 解答例 外部の衝撃から胎児を保護する／胎児が動き、運動能力を獲得するための空間を確保する／呼吸機能や吸収機能の発達を促す　など
解説 胎児は羊水に浮かぶことにより、外部からの衝撃を受けにくくなります。また胎児は成長につれて動くようになり（胎動）、筋や骨格を発達させます。そのための空間として羊膜腔を満たす羊水が必要なのです。さらに胎児は羊水を飲み込み、その成分を肺や消化管から吸収し、残りを腎臓から排出しています。これにより呼吸機能や栄養吸収機能の発達が促されます。

4

(1) ×
解説 陰嚢内は精子の成熟に適する34℃ほどに保たれています。通常は身体から下垂し、外気に触れやすくすることで温度を下げ、気温が低いときには陰嚢の平滑筋が収縮し、精巣を体温で温めるように変化します。

(2) ×
解説 精細胞を支持したり、栄養を供給するはたらきをもつのは精細管内に存在するセルトリ細胞です。ライディッヒ細胞は精細管内に存在し、テストステロン（おもな男性ホルモン）を分泌する細胞です。

(3) ×
解説 卵子の受精能は排卵後12～24時間、精子の受精能は射精後24～48時間程度とされます。

(4) ○
解説 腟との接続部から腹側に前傾し、膀胱の上部に位置します。

(5) ○
解説 妊娠の維持のために卵胞が変化して一時的に形成される内分泌器官が黄体です。受精が成立しないと白体に変化します。これを黄体退行といいます。

(6) ×
解説 胎児に面する方は絨毛膜有毛部です。母体（子宮壁）側が基底脱落膜です。

(7) ○
解説 胎盤は14～16週までに完成します。妊娠末期では500gほどにもなります。

(8) ×
解説 最大量（約700ml）となるのは7カ月頃です。

30日目 成長と老化

1

(1) ①ウ（3）
②ア（1.5）
③エ（4）
④オ（5）
⑤タ（脂肪細胞）
⑥シ（レプチン）
⑦サ（ゴナドトロピン放出ホルモン）
⑧ク（ゴナドトロピン）

解説 レプチンは脂肪細胞から分泌されるホルモンで、視床下部の摂食中枢を刺激し、食欲を抑制する作用をもちますが、二次性徴の発現、とくに女性の初経発来に関与していることが判明しました。

(2) 解答例 骨や筋の発達／喉頭軟骨の突出（のど仏）／声変わり／体毛の増加／ひげの発生／陰茎・陰嚢の肥大　などから3つ

(3) 解答例 乳房（乳腺）の発育／初潮（月経の発来）／子宮の発育／膣分泌の増加／皮下脂肪の沈着（身体が丸みを帯びる）　などから3つ

2

(1) ○

解説 生命の維持にとって重要な神経細胞は、生後に安定的な機能を維持するために、分裂は胎児期にほとんど完了します。

(2) ×

解説 成長ホルモンの分泌は、夜間の睡眠中に増加します。

(3) ×

解説 神経系は幼児期に成人と同じレベルまで発達するのに対し、生殖器の発達は思春期以降に急速に成長するなど、各器官の成長速度は異なります。

(4) ×

解説 出生時では、まだ胸囲を頭位が上回ります。

(5) ○

解説 個人差はありますが、偏食などにより栄養に偏りがある場合には、初経などの二次性徴の発来は遅い傾向があります。成長に伴い十分に脂肪がつくことで、脂肪細胞からのレプチンの分泌が増加し、二次性徴の発来を促します。そのため思春期前の時期の過剰なダイエットは、二次性徴の発来を遅らせることがあります。

(6) ○

解説 遺伝やホルモンなどの内部要因に加え、外部からのさまざまな要因も成長に影響します。外部要因としては栄養や睡眠などの生活習慣、またそれらにも影響する家庭環境、社会状況、気候、疾病、そして愛情などがあります。親の愛情は、精神的な発育だけでなく、身体的な発育にも影響を与えます。

3

(1) ①減少
②増加
③上昇
④低下
⑤減少
⑥増加

(2) 解答例 唾液の分泌減少や咀嚼（そしゃく）筋・舌筋の筋力低下、歯の喪失などにより、咀嚼して嚥下（えんげ）するという一連の機能が低下するとともに、嚥下反射が低下（喉頭蓋の閉鎖不全）するので誤嚥が起こりやすくなる。

解説 嚥下時には、喉頭蓋が挙上するので気道に食物が侵入するのを防ぎます。しかし老化により十分に挙上できない、あるいは挙上が遅延することなどで誤嚥が起こりやすくなります。また唾液の減少や咀嚼力の減退などにより、食物を嚥下しにくくなるのも誤嚥の原因といえます。さらに気道に侵入する異物を排出しようとする咳反射の低下も誤嚥を引き起こします。加えて、アルツハイマー病や脳血管障害など、高齢者に多くみられる疾患も、誤嚥を引き起こす要因となります。

(3) 解答例 膀胱の萎縮による容量の減少／排尿反射の減退により尿意を感知するのが遅れる／排尿筋の収縮力低下に伴う残尿の増加／尿道括約筋の弛緩により尿が漏れやすくなる／認知機能や運動機能の低下により排尿行動が困難になる　などから2つ

解説 女性では骨盤底筋群の脆弱化により腹圧性尿失禁が起こりやすくなります。また脳血管疾患や認知症、前立腺肥大症など、老化によって増えるさまざまな疾患も、頻尿や尿失禁の原因となります。

4

(1) ○

解説 老化は造血機能の低下による赤血球の減少、そしてそれに伴う酸素の運搬能力低下を引き起こします。そのため動脈血酸素分圧は低下します。

(2) ×

解説 造血機能を失った骨髄は脂肪化します。そのため老化に伴い、骨髄の脂肪量は増えます。

(3) ○

解説 閉経により、骨吸収を抑制する作用をもつエストロゲンの分泌が減少するため、女性の方が骨粗しょう症になりやすいです。

(4) ×

解説 精子の産生は生涯続きます。ただし精子の運動性は低下します。

(5) ×

解説 メラトニンは生体リズムを調節するホルモンです。加齢によりメラトニン分泌は減少するので、高齢者の睡眠障害の原因となります。

(6) ×

解説 動脈の老化により血管抵抗が増大することで心室の負荷が上がります。そのため左心室壁の肥厚を引き起こします。

(7) ×

解説 コルチゾールの分泌は老化による影響を受けません。

(8) ○

解説 加齢が中枢神経系におよぼす変化により、記銘力の低下や性格の変化などが引き起こされます。

(9) ×

解説 老年期は骨髄の造血機能の低下がみられるので、赤血球は減少します。

(10) ○

解説 免疫機構の主役であるT細胞の減少は、免疫力の低下を引き起こします。

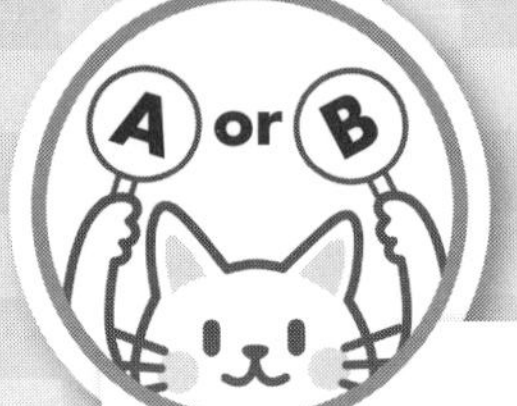

試験にも役立つ!?

チャレンジ人体クイズ

★答えは次ページです。

Q1 コルク片を観察して発見した小部屋構造を「細胞」と名付けた人物は？

A ロバート・フック
B グレゴール・ヨハン・メンデル

解答

Q2 核内にしまわれているDNAを伸ばすとどれくらいの長さになる？

A 18cm
B 180cm

解答

Q3 ヒトとイヌ、染色体の数が多いのはどっち？

A ヒト
B イヌ

解答

Q4 人体にはどのくらいの種類の酵素がある？

A 200種類
B 3000種類

解答

Q5 子どもと大人では、骨の数はどちらが多い？

A 子ども
B 大人

解答

Q6 キリンとヒト、頸椎の数が多いのはどっち？

A キリン
B 同じ

解答

Q7 大脳のしわを伸ばすとどのくらいの広さになる？

A 新聞紙1ページ分
B たたみ1畳分

解答

Q8 成人の血管をすべてつなげるとどのくらいの長さになる？

A 1万km
B 10万km

解答

Q9 キーゼルバッハ部位とよばれる場所があるのはどっち？

A 鼻前庭部
B 胃体部

解答

Q10 自分の声を録音して聴くとどう感じる？

A 高く聴こえる
B 低く聴こえる

解答

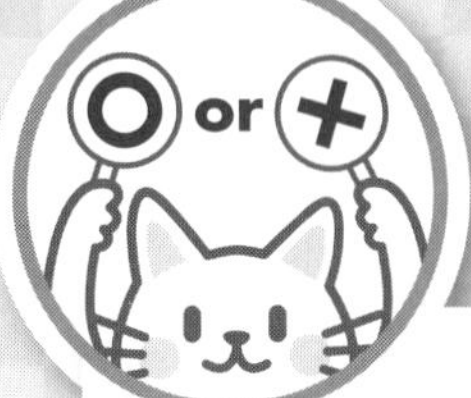

チャレンジ人体クイズ

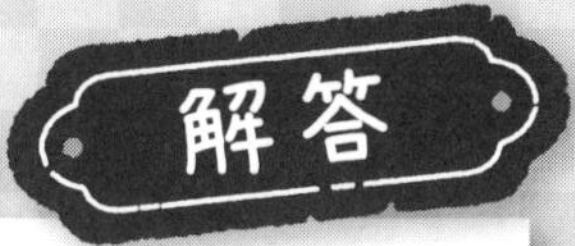

Q1 答え A（ロバート・フック）

解説 英の学者であるロバート・フックは、1665年にコルク片を顕微鏡で観察し、それが無数の壁で仕切られた小さな部屋構造からなることを発見しました。この部屋を小部屋の意味をもつCell（セル）と名付け、細胞を意味するようになりました。メンデルは遺伝の法則を発見した学者です。

Q2 答え B（180cm）

解説 核の中に折りたたまれてしまいこまれているDNAですが、伸ばすとなんと180cmにもなります。ヒトの細胞を60兆個とした場合、すべての細胞のDNAをつなげ合わせると1000億km以上にもなる計算です。驚くほどコンパクトに収納されていますね。

Q3 答え B（イヌ）

解説 ヒトの染色体数は23対46本ですが、イヌの染色体数は39対78本です。生物種によって染色体の数は異なりますが、高度な生物だからといって多いわけではありません。

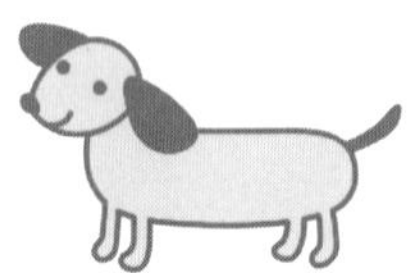

Q4 答え B（3000種類）

解説 細胞は体内に取り込んだ物質から生命活動に必要なエネルギーをつくり出します。その際に起こる化学反応に必要な物質が酵素（おもにタンパク質からなります）です。栄養を摂り込んでも酵素がなければエネルギーをつくり出すことができないのです。

Q5 答え A（子ども）

解説 子どもの骨は300個以上からなります。いくつかの骨は成長につれて結びつき、200個ほどになります。

Q6 答え B（同じ）

解説 キリンはとても長い首をしていますが、頸椎の数はヒトと同じ7個です。一つひとつの頸椎が大きいため、他の動物に比べ首が長いのです。

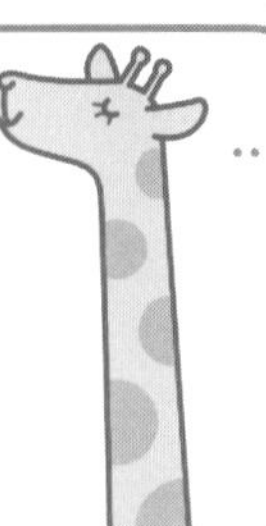

Q7 答え A（新聞紙1ページ分）

解説 多くのしわをもつ大脳ですが、しわを多くもつことで広い表面積を確保しています。そのしわを伸ばし、脳を平らに広げたとすると、だいたい新聞紙1ページ分にもなるといいます。広い表面積で膨大な量の情報を処理しているのです。

Q8 答え B（10万km）

解説 毛細血管まで含め、大人の血管をすべて合わせると10万kmにもなります。地球を2周半もするほどの長さです。常にこれだけの長さを血液が巡っているのは驚異的なことですね。

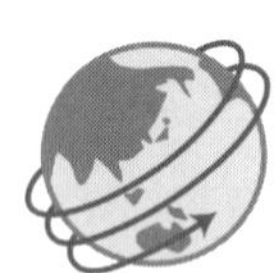

Q9 答え A（鼻前庭部）

解説 キーゼルバッハはドイツの医者に由来する名で鼻前庭部にあります。毛細血管が多く存在し、鼻血の好発部位です。豊富な毛細血管を流れる血液の温度により、鼻腔に進入する外気を温めることができます。

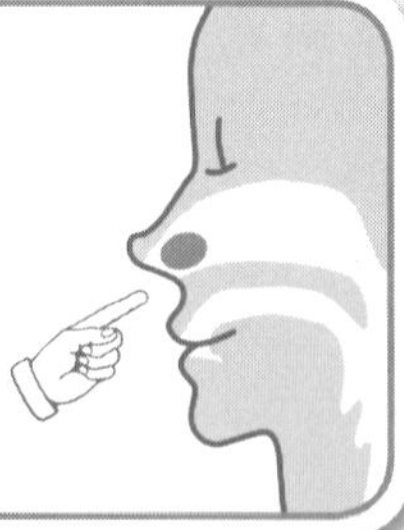

Q10 答え A（高く聴こえる）

解説 振動により伝達される音には、空気の振動により伝わる気導音と、声帯の振動が頭蓋骨に伝達されて聴こえる骨導音があります。通常、自分の声は低音を強く伝える骨導音も合わさるため低く聴こえています。そのため録音した声は、たいていの場合高く聴こえるのです。